TRAVAIL DU LABORATOIRE ET DE LA CONSULTATION RHINO-LARYNGOLOGIQUE
DE L'HOPITAL LARIBOISIÈRE.

Dr Samy LAUTMANN
des Facultés
de Vienne et de Paris

L'OZÈNE ATROPHIANT

Clinique - Pathogénie - Sérothérapie

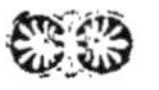

PARIS
Henri JOUVE
15, Rue Racine, 15
—
1897

A MONSIEUR J.-J. PEYROT

Chirurgien de l'hôpital Lariboisière

A MONSIEUR A. GOUGUENHEIM

Médecin de l'hôpital Lariboisière

L'OZÈNE ATROPHIANT

CLINIQUE. — PATHOGÉNIE. — SÉROTHÉRAPIE

ETUDE CLINIQUE

L'ozène atrophiant est entre tous les sujets de la rhinopathologie celui qui a été le plus étudié et le moins éclairé. Depuis le nom de la maladie jusqu'au traitement tout est sujet à la controverse et à la contradiction, voire même que quelques observateurs discutent l'entité morbide de l'ozène atrophiant et n'y veulent voir qu'un syndrôme de phénomènes dépendants de processus morbides absolument différents entre eux. Dans un temps, où l'on ne savait pas encore faire la rhinoscopie, on pouvait douter de la nature spéciale d'une maladie, qui alors ne se manifestait que par un seul symptôme, la mauvaise odeur, qui existait également dans des maladies pour lesquelles on avait des bases anatomiques et cliniques solides, indépendantes de la rhinoscopie. Mais cette manière de voir n'est plus soutenable de nos jours et nous sommes forcés, par l'étude clinique des faits, d'admettre, qu'il y a une maladie spéciale, absolument caractéristique, indépendante de toutes les autres affections dans lesquelles la mauvaise odeur apparaît secondairement, une maladie pour laquelle l'ozène, la punaisie, est un caractère cardinal, intimement lié au processus morbide lui-même. La vieille dénomination d'ozène, pratique en apparence, mais prêtant beaucoup, en réalité, à la confusion, commence à être délaissée et de différents côtés nous voyons proposer pour notre maladie des dénominations nouvelles. L'ozène pur, ozène vrai, *ozena simple*, rhinite atrophique ou atrophiant, *rhinitis atrophicans bacillaris* ou d'après Cozzalino : Kératose dégénérative fétido-saprophitique, dénomination qui sera difficilement adoptée universellement, mais qui aura certainement marqué la différence avec la vieille dénomination d'ozène. « Nous l'appellerons « ozène atrophiant » croyant désigner par ce nom les deux caractères principaux de l'affection.

Dans l'histoire de l'ozène atrophiant la phase de ses débuts nous est complètement inconnue. Tout ce que nous savons aujourd'hui sur cette époque de la maladie repose sur les affirmations des malades, qui concordent entre eux en ce point, qu'ils ont toujours beaucoup mouché, de l'humeur d'abord qui ne sentait pas mauvais, et plus tard des croûtes. Nous citons comme exemple le cas d'un enfant de 7 ans, que sa mère, atteinte d'ozène atrophiant, a observé dès sa naissance : elle affirme que son enfant se mit à moucher « depuis sa première année de l'humeur verte épaisse, qui ne sentait pas du tout, ce qui la rassura. Mais depuis que l'enfant mouche des croûtes, la mère a institué préventivement les irrigations et tout le traitement qu'elle suit elle-même, ce qui n'a pas empêché la punaisie de se développer ».

A part cette sécrétion purulente abondante, mais peut-être pas encore fétide, nous avons encore un autre signe (mais celui-ci de présomption seulement), c'est la condition sous laquelle cette sécrétion s'est établie. Si cette sécrétion s'est établie sans cause appréciable, et si elle a un caractère familial, c'est-à-dire si elle s'est développée sur un enfant dans une famille, où plusieurs membres sont atteints d'ozène atrophiant, le médecin aura le droit de redouter dans cette « rhinite purulente » autre chose qu'une affection banale qui guérira par des lavages de propreté et surtout avec le temps.

L'aspect de la maladie devient absolument caractéristique quand elle a duré un certain temps, des années le plus souvent. Nous ne pouvons pas entrer dans la symptomatologie détaillée de l'ozène atrophiant, nous voulons nous arrêter simplement à ses caractères les plus importants, qui nous permettent de voir dans l'ozène atrophiant une entité morbide spéciale et qui serviront à établir le diagnostic différentiel des autres maladies avec lesquelles il est confondu encore actuellement.

Le diagnostic de l'ozène atrophiant repose jusqu'à présent sur une triade : la fétidité de l'haleine, l'atrophie de la muqueuse, la formation des croûtes. Nous ajouterions comme symptôme capital, pour ne pas dire pathognomonique, la présence d'un saprophyte du groupe des bacilles encapsulés, et enfin un symptôme sur lequel on n'a pas assez insisté : c'est la ténacité du mal, la tendance progressive vers l'atrophie en dépit de tout traitement.

La fétidité de l'haleine, l'ozène, est considérée à juste titre comme le symptôme le plus important de la maladie. On a souvent essayé de décrire cette odeur, mais de toutes ces descriptions on retient seulement, que cette odeur suffit dans les cas typiques pour établir le diagnostic et par son caractère *sui generis* et par son intensité; car il y a des cas où l'intensité de l'odeur est telle, que le médecin n'arrive pas à chasser l'odeur de son propre nez et de sa gorge pendant plusieures heures qui suivent l'examen d'un ozéneux. Jurasz dit qu'il lui est arrivé d'avoir dû ouvrir les fenêtres de son cabinet de consultation après la visite d'un ozéneux. Mais ce caractère dans cette netteté n'est pas constant et peut manquer dans les cas soignés. Les cas ne sont pas rares où les malades ne deviennent insupportables pour leur entourage que pendant certaines époques et les femmes surtout pendant leurs règles.

Y a-t-il des cas où cette fétidité manque? Morell Mackenzie est affirmatif sur cette question en disant : « Je puis ajouter l'observation d'une jeune fille de 18 ans qui présentait une atrophie marquée des cornets, correspondant à un développement considérable des cavités nasales sans la moindre trace d'ozène». Cette affirmation n'aurait rien à nous surprendre puisqu'il y a des cas de goitre exophtalmique sans goitre ni exophtalmie; nous croyons pourtant qu'il est difficile de prouver que la fétidité ait réellement toujours manqué. Nous n'avons pas encore observé des cas où la punaisie ait toujours manqué, mais nous avons actuellement un cas en observation, où la malade très intelligente et très soigneuse d'elle-même ne pouvait faire constater la fétidité que passagèrement et difficilement, et où cette odeur a depuis longtemps et spontanément disparu. Nous ajoutons un autre cas où tous les symptômes de l'ozène atrophiant étaient observés pendant plusieurs années par différents spécialistes et où l'odeur aurait spontanément disparu pendant 13 mois pour réapparaître ensuite plus forte que jamais. Ces dernières formes ne sont point rares, elles ont même reçu la désignation d'*ozène intermittent*, comme on parle par exemple du strabisme intermittent.

Le deuxième symptôme nous est fourni par l'existence d'une sécrétion spéciale et par la formation des croûtes. Nous ne croyons pas que ce symptôme ait jamais manqué pendant toute la durée d'un cas d'ozène atrophiant, quoique nous admettions volontiers qu'il y ait des cas où cette sécrétion n'ait rien de spécial, ni dans la forme ni dans la quantité.

On a essayé d'établir deux catégories de croûtes. Dans la première entreraient les croûtes des ozéneux strumeux, se caractérisant surtout par leur viscosité, leur abondance, leur couleur d'un vert très prononcé, tandis que l'on rangerait dans la seconde catégorie les croûtes dures, adhérentes à la muqueuse tapissant les cornets et se moulant dans les méats, d'une couleur gris verdâtre. S'il est vrai qu'on trouve des croûtes avec des caractères si tranchés, il importe plutôt de distinguer les croûtes dans les nez irrigués ou non. Les croûtes dans le nez non irrigué se caractérisent par un aspect poussiéreux comme si l'on avait soufflé de la farine dessus, tandis que les croûtes soumises à l'action de l'eau présentent un magma graisseux, visqueux, qui n'est desséché que dans sa partie la plus superficielle. Cette liquéfaction est donc plutôt un effet de l'irrigation, car la sécrétion ozéneuse a une grande tendance à la dessiccation. Cette dessication est une sorte de remède palliatif contre la mauvaise odeur, car les sécrétions bien desséchées sentent beaucoup moins et le malade n'aurait parfois pas d'avantages à liquéfier des croûtes et à apporter l'eau, élément si favorable à la décomposition, s'il ne trouvait pas dans les irrigations des avantages d'un autre ordre.

A l'examen microscopique, ces croûtes se montrent composées par une masse amorphe (mucine), de leucocytes, de cellules qui ont été décrites par E. Frankel très minutieusement mais qui pour nous n'ont aucune valeur spéciale pour la maladie. Ce sont des cellules larges, plates, à plusieurs noyaux, avec des nucléoles, les noyaux prenant des formes quelquefois assez bizarres, semilunaires, cauides, etc., mais ne montrent pas les figures caractéristiques de la kariokynèse.

Le caractère le plus important de ces croûtes est la présence des bacilles. Nous nous réservons d'entrer dans des détails sur ce point; nous retenons seulement pour la symptomatologie clinique, qu'on constate toujours dans les cas absolument sûrs d'ozène atrophiant, par une simple coloration assez rapide, la présence d'un microbe appartenant à la famille du Pneumobacillus de Friedlaender.

De la triade des symptômes classiques il nous reste

encore la discussion du symptôme de l'atrophie de la muqueuse et de la charpente osseuse du nez. A l'état actuel de nos connaissances le diagnostic de l'ozène atrophiant sans aucune trace d'atrophie ne pourrait que difficilement se maintenir. On a prétendu que l'ozène atrophiant passe par une période où la pituitaire est hypertrophiée et on voit même dans quelques observations la description d'une muqueuse également et partout hypertrophiée.

Ces cas nous semblent peu fondés, surtout si nous considérons que le diagnostic différentiel n'a pas été toujours fait. Nous publions un cas qui par différents médecins a été considéré comme ozène et dont le diagnostic reste pour nous au moins pour le moment *in suspenso.*

Observation I

Georges C..., 14 ans.

Les antécédents héréditaires sont négatifs en ce qui concerne la maladie en question.

Dans les antécédents personnels nous relevons la fièvre intermittente à 8 mois (?). A l'âge de trois ans, suppuration des ganglions du cou, qui a laissé une cicatrice scrofuleuse nette. A l'âge de neuf ans notre malade fait un érysipèle qui, dans ces derniers trois ans s'est reproduit sept fois sur la face ; les trois derniers ont été soignés à l'hôpital d'Aubervilliers.

Le malade raconte, qu'il a beaucoup mouché mais qu'il sent mauvais depuis ses érysipèles si fréquents. Cette mauvaise odeur est perçue par le malade.

A l'examen nous constatons sur notre malade un nez volumineux et les ailes du nez très épaissies. Macrocheilie. La muqueuse du nez rouge, tuméfiée, les cornets inférieurs touchant presque la cloison, qui porte une crête à gauche. Pas de croûtes ni de pus dans les fosses nasales. Pharynx normal. Amygdale gauche hypertrophiée, au toucher le cavum libre, larynx normal, cordes vocales nacrées. La rhinoscopie postérieure impossible, la place manquant absolument pour placer le miroir. L'examen bactériologique du mucus nasal répété, à plusieurs reprises, nous montre seulement les staphylocoques.

L'observation, telle que nous la publions ici, ne suffit point pour établir le diagnostic d'ozène atrophiant, et, pour ne rappeler qu'une seule possibilité, faisons remarquer qu'une sinusite survenue à la suite d'un des premiers érysipèles pourrait très bien expliquer la punaisie et la succession des érysipèles.

Mais si nous demandons l'existence de l'atrophie pour tous les cas d'ozène atrophiant, l'étendue et le degré de cette atrophie sont différents suivant les cas.

D'après nos propres cas, mais aussi d'après la grande majorité des cas publiés, l'atrophie commence par les cornets inférieurs.

L'atrophie frappe le cornet dans sa totalité, et nous n'avons jamais pu nous convaincre d'une atrophie frappant le cornet par places seulement et laissant des îlots de muqueuse intacts. Le cornet peut se montrer dans les différents degrés d'atrophie. Il y a des cas où l'on voit le cornet conservé dans sa forme et l'atrophie ne se manifestant que par la minceur de la muqueuse qui le recouvre, quoique déjà dans ces cas l'examen anatomique démontre l'existence des lacunes de Howship, signe indubitable d'une atrophie commençante, ainsi qu'il apparaît des observations publiées par Zuckerkandl.

De ces cas jusqu'à ceux dont il ne reste du cornet inférieur qu'un simple bourrelet, une légère saillie à la paroi externe de la fosse nasale, il y a tous les degrés. Quelquefois l'atrophie de l'os l'emporte, d'après Zuckerkandl, sur celle de la muqueuse; cette dernière pend alors du bord libre du cornet comme une membrane flasque.

Pouvons-nous voir dans l'atrophie des cornets un signe caractéristique de l'ozène atrophiant? Puisque Zuckerkandl doute de l'existence de l'atrophie congénitale des cornets, et puisqu'aucune autre rhinopathie n'entraîne l'atrophie des parties constituantes du nez, nous voyons que le manque presque absolu des cornets ou un état d'exiguïté tel que les cornets inférieurs ne forment que deux bandelettes minces, constitue une base solide du diagnostic. Toutefois pour établir un tel diagnostic nous demandons la bilatéralité de l'atrophie; car en effet nous observons actuellement un jeune homme de 23 ans porteur d'une sinusite combinée à gauche avec un cornet inférieur si petit que le cas a été pris, par différents observateurs, à cause de la fétidité de l'haleine, du mucopus dans la fosse nasale gauche et de ce cornet atrophié, pour un cas d'ozène vrai jusqu'à ce qu'un examen approfondi avec le stylet, et l'absence de tout microbe caractéristique, eurent éveillé nos doutes et dirigé notre attention vers une affection localisée du nez.

Pendant la période que nous avons en vue, la période de l'acmé de la maladie, le cornet moyen est hypertrophié ; c'est un fait qui pour n'être pas signalé partout n'en est pas moins vrai, et qui a même permis à Berliner d'édifier sur son existence une nouvelle théorie pathogénique de l'ozène atrophiant. Nous ne savons pas à quelle époque cette hypertrophie commence à s'établir, si elle précède ou suit l'établissement de l'atrophie du cornet inférieur, nous savons seulement que dans les cas habituels, nous voyons, dans la fosse nasale qui par la disparition du cornet inférieur semble être devenue plus large, pendre un cornet moyen, quelquefois tellement gonflé, qu'il permet à peine l'introduction d'un stylet fin entre son bord interne et la cloison.

Il peut se faire que par une hypertrophie polypoïde le cornet moyen descende tout près du plancher et donne au médecin le change avec le cornet inférieur. Il suffit de signaler cette possibilité pour éviter l'erreur, car en soulevant ce prétendu cornet inférieur, on pourra toujours voir l'indice du cornet inférieur presque complètement disparu. Mais nous nous hâtons d'ajouter que si l'on laissait le temps au processus atrophique il arriverait certainement à résorber le cornet moyen comme il a fait disparaître le cornet inférieur, et alors le nez offre la forme type de l'atrophie, béance et largeur des fosses nasales, toute l'architecture de l'intérieur du nez ne se constituant pour ainsi dire que par deux bourrelets latéraux marquant les cornets disparus et la cloison plus ou moins amincie mais jamais sensiblement lésée.

Il est particulièrement remarquable que la cloison (cartilage et os) n'entre pas pour beaucoup dans le processus atrophique; car on n'a jamais décrit la disparition de la cloison, ni même d'une partie de la cloison à la suite de l'atrophie; et même l'ulcère perforant de la cloison ne figure sur aucune de nos observations ni sur celles que nous avons pu consulter.

Zuckerkandl parlant des atrophies autresque celles des cornets dit « l'atrophie se porte quelquefois sur les parois du nez. La paroi externe devient tellement mince que le canal palatin descendant ainsi que le canal lacrymal osseux présentent des pertes de substances, que souvent le septum offre des traces d'atrophie » symptômes qu'évidemment à l'examen clinique on ne peut nullement constater.

Il convient de nous demander ici si nous pouvons voir dans l'atrophie des muqueuses et des cornets du nez un processus appartenant en propre à l'ozène atrophiant? Qu'est-ce que c'est que la rhinite atrophique?

Guilpin (dans son travail inaugural 1895) est d'avis que la rhinite atrophique est une maladie différente de l'ozène atrophiant, et en s'appuyant sur ses propres observations il arrive à formuler son opinion que la rhinite atrophique simple sans fétidité reconnaît un processus diamétralement opposé à la rhinite hypertrophique, qui amènerait par lésion vasculaire une atrophie de la muqueuse, des cornets inférieurs et moyens. « Pour nous (Guilpin) cette affection existe sans la moindre trace d'ozène. C'est une maladie de la vieillesse, du moins de l'artério-sclérose... mais qu'on n'aille pas voir là un ozène guéri. » Nous avouons ne pas comprendre pourquoi M. Guilpin se refuse à voir dans ces cas un ozène guéri, l'absence de la fétidité n'étant nullement une preuve contre l'ozène atrophiant, surtout avec la réserve que nous avons formulée plus haut.

Examinons maintenant l'atrophie consécutive à d'autres processus morbides et voyons si nous n'arrivons pas à conserver à l'atrophie de l'ozène atrophiant son caractère spécial.

Ruault cite comme amenant l'atrophie de la muqueuse du nez la xanthose, la lèpre, les processus cicatriciels consécutifs à des brûlures ou encore à de certaines ulcérations, et il faut remarquer que la syphilis nasale peut donner lieu parfois à une atrophie simple de ce genre.

En laissant de côté la xanthose sur laquelle nous reviendrons tout à l'heure nous n'avons pas besoin de faire remarquer combien l'atrophie causée par des cicatrices consécutives à des brûlures et à des ulcérations syphilitiques diffère cliniquement autant que pathogéniquement de l'atrophie à laquelle nous avons affaire, l'inspection à elle seule, sinon l'anamnèse, nous mettra sur la voie du diagnostic. Nous n'avons jamais vu un cas de rhinite lépreuse, mais en nous rapportant à Kaposi nous croyons qu'une affection qui a son siège habituel sur la peau et ne se développe qu'accidentellement sur la muqueuse ne saurait échapper à qui sait lire sur la peau.

Quant à la xanthose on nous concèdera que par sa fréquence elle n'est point pour induire souvent en erreur. L'atrophie qu'elle entraîne comme conséquence s'explique par les hémorrhagies interstitielles répétées qui, forcément, amènent un trouble dans la nutrition. Mais cette atrophie est presque toujours localisée sur certaines places, le plus souvent sur le cartilage quadrangulaire de la cloison où, d'après Hajek, elle ne formerait que la première phase de l'ulcère perforant. Pour le diagnostic il n'y aurait pas l'ombre d'un doute dans ces cas. Zuckerkandl décrit un cas de xanthose généralisée dans lequel la muqueuse nasale est mince, accolée aux cornets, et où ces derniers sont légèrement atrophiques, puis deux cas analogues dans lesquels la muqueuse de l'antrum de Highmori est intéressée. Ces cas sont des curiosités cliniques et à moins qu'il n'y ait combinaison de ces deux maladies, on aboutira à un diagnostic sûr en analysant les symptômes.

Nous ne pouvons donc pas suivre les auteurs qui veulent faire de l'atrophie une maladie spéciale, ni ceux qui en font un symptôme commun à d'autres maladies, et nous soutenons que l'atrophie de la muqueuse et des cornets est la période terminale de la maladie, lui imprimant alors un aspect tout à fait typique.

Arrivée à ce degré, la maladie peut se présenter avec tous les autres symptômes qui la caractérisaient pendant toute sa durée, symptômes qui, au lieu de disparaître sous les attaques d'un traitement continué quelquefois pendant des années, ne faisaient qu'augmenter en nombre. La maladie, qui était localisée sur le nez d'abord, se sera propagée sur le pharynx, aura éveillé à sa suite une laryngite, une bronchite, une gastrite, etc., et se sera compliquée par le riche corollaire de phénomènes réflexes.

Dans d'autres cas, cette atrophie est pour ainsi dire la guérison spontanée, naturelle de la maladie. Nous publions les deux observations suivantes comme types de ces atrophies.

Observation II

Marie D..., 16 ans, couturière, ne peut pas nous donner de renseignements sur les antécédents familiaux.

Dans son enfance, elle fut atteinte de la rougeole et de la coqueluche. A l'âge de 11 ans, elle fit une chute sur le nez. Elle prétend ne devoir sa maladie qu'à un fort rhume de cerveau à l'âge de 8 ans, à la suite duquel elle n'a pas discontinué de moucher beaucoup, de l'humeur et des croûtes. Elle ne s'aperçoit pas de sa mauvaise odeur, mais elle souffre surtout de maux de tête, d'inappétence, d'obstruction nasale, de bouffées de chaleur, d'insomnie.

Examen du 9 Septembre. — Nez aplati à la racine, portant une cicatrice transversale. Les cornets des deux côtés complètement atrophiés, la muqueuse mince recouverte de croûtes gris-verdâtres de fort mauvaise odeur. La cloison porte un enduit grisâtre. Le cavum large, rempli de croûtes. Pharynx atrophié. Le larynx normal. Tous les sinus étant particulièrement favorables à l'examen, sont reconnus normaux (examen contrôlé par le Dr Courtade, assistant du Dr Gouguenheim)

L'intérêt de cette observation réside en ce que nous voyons ici une atrophie totale développée à un âge relativement jeune et que cette atrophie mettant pour ainsi dire tous les orifices des sinus à nu, permet d'établir (au moins cliniquement) leur non participation au processus morbide. Nous verrons, en discutant la pathogénie de l'ozène atrophiant, l'importance de ces constatations.

OBSERVATION III

Rosalie E..., 62 ans, est atteinte d'ozena simple, diagnostiqué jadis à la clinique du professeur Valentin.

Elle croit être absolument guérie de l'ozène et ne vient consulter que pour une oppression qu'elle sent à la gorge.

L'examen du 13 Novembre montre un aspect en tout pareil à l'observation précédente, seulement le cornet moyen hypertrophié à droite. Pharynx atrophié lisse. Le larynx normal, les chordes légèrement injectées. L'examen du reste du corps négatif.

La malade ne se plaint pas de troubles causés par sa maladie fondamentale et sans l'examen rhinoscopique le diagnostic aurait été fort embarrassant. Des formes pareilles d'atrophie ne sont point rares, elles devraient être surtout cherchées sur des malades d'un certain âge, où l'ozène est capable d'exister sous une forme latente et de ne se manifester que par des phénomènes nerveux et vagues.

Pour terminer la symptomatologie de l'ozène atrophiant nous mentionnerons la tenacité spéciale de la maladie, sa marche progressive rendant tout traitement curatif absolument illusoire.

DIAGNOSTIC DIFFÉRENTIEL

Nous avons vu quels sont les symptômes sur lesquels se base le médecin pour son diagnostic de l'ozène atrophiant. Mais sur ces phénomènes il y en a un qui pour le malade constitue le seul indice de sa maladie et qui provoquera un faux diagnostic de la part du médecin, si celui-ci se contente de la manière de voir de son malade et ne fait pas dépendre son diagnostic d'un examen approfondi du malade. Car en effet ce symptôme de la fétidité de l'haleine se rencontre en dehors de l'ozène atrophiant dans la rhinite chronique simple ou compliquée, dans la sinusite ; la syphilis et les néoplasies du nez sont également suivies d'ozène.

Avant de se prononcer sur la nature idiopathique, spéciale d'un cas d'ozène, le médecin doit bien se garder contre les faux ozènes, car logiquement il fera dépendre son armement thérapeutique de son diagnostic, diagnostic d'autant plus important que la guérison en dépend toujours, et souvent la vie.

La rhinite chronique, quoique la plus commune des affections du nez, n'aurait que fort rarement à entrer dans un diagnostic différentiel avec l'ozène atrophiant. Ce n'est que par une conception pathogénique erronnée, qui a voulu voir dans l'ozène atrophiant une forme spéciale de la rhinite chronique fétide, que nous nous arrêtons à ce diagnostic différentiel.

On sait aujourd'hui qu'entre les nombreux symptômes que la rhinite chronique, cette maladie protéiforme, provoque, ce sont justement les symptômes de l'ozène atrophiant, qui ne se voient jamais ou du moins rarement. D'abord, point d'atrophie dans la rhinite chronique simple, atrophie qui, pendant le cours de l'ozène atrophiant, est fatale. Point de microbisme spécial, ni accidentel, ni causal. L'ozène est le seul point d'analogie que ces maladies peuvent avoir entre elles : mais seulement à un examen superficiel. Il importe surtout de remarquer que la mauvaise odeur est extrêmememt rare dans la rhinite chronique, qui, ainsi que l'on disait jadis, ne mène que rarement à l'ozène. Cette odeur est rarement intense ; elle est, tout en différant de l'ozène vrai, plutôt sentie par le malade lui-même, que par son entourage ; enfin elle n'a pas le caractère repoussant spécifique de l'ozène atrophiant.

Dans le cas de rhinite chronique simple, le diagnostic ne rencontre pas de difficultés : mais les choses changent, si nous avons affaire à la rhinite chronique consécutive, à des végétations adénoïdes, à un empyème sinusale ou à un corps étranger. Là, en effet, un examen quelquefois minutieux et difficile est nécessaire. Dans ces faux ozènes consécutifs aux rhinites chroniques compliquées, plusieurs possibilités peuvent se rencontrer :

Prenons d'abord l'exemple d'ozène d'ordre mécanique.

Observation IV

Emilienne D... 16 ans.
Pas d'ozène dans la famille.

Antécédents personnels. — Rougeole dans l'enfance. Pleurésie à 14 ans. A été opérée d'une crête de la cloison il y a trois mois parce qu'elle éprouve des difficultés de respiration depuis un an. A toujours beaucoup mouché.

Depuis son opération, elle sent mauvais, odeur remarquée par elle (cacosmie subjective), mais elle ne sent pas mauvais, quand elle se fait des irrigations nasales à l'aide du siphon Weber, conseillées à la suite de l'opération.

Examen 14 Novembre : Nez pointu, mince, droit, long, rempli de croûtes grisâtres, dures, grumeleuses, teintées de sang et difficilement détachables. Muqueuse saigne abondamment au toucher avec le stylet. A gauche inspection entièrement empêchée par une synéchie qui s'établit entre la cloison et le cornet inférieur. Perforation de la cloison au-dessus de la synéchie, permettant à la pointe du stylet le passage. (Perforation évidemment traumatique). A droite, cornet inférieur peut-être moins grand que d'habitude. Muqueuse du nez pâle, comme toutes les autres muqueuses de la malade. Réflexes pharyngiens augmentés, rhinoscopie postérieure impossible. Toucher du cavum negatif. Les cordes vocales ternes, autrement libres dans toute leur étendue. Bruit du diable. Lobe supérieur du poumon à droite infiltré; à gauche des râles sibilants, expiration prolongée. Pas d'albuminurie.

L'examen bactériologique montre : Groupes de staphylocoques, de rares chaînettes de streptocoques ; pas de bacilles, pas de formes encapsulées.

Nous considérons ce cas comme un faux ozène d'ordre mécanique, parce que la malade et son médecin sont d'accord, que la fétidité s'est développée après l'opération pratiquée à la crête. Or, la suite de cette opération a été une synéchie qui était fort capable d'entraver l'expulsion complète des mucosités dont la stagnation provoque la fétidité.

On pourrait expliquer de la même façon la mauvaise odeur dans les cas de rhinolites, des corps étrangers du nez, le cas où l'ozène disparaît comme par enchantement après l'extirpation d'une grappe de polypes muqueux.

Retenons pour le diagnostic de tous ces cas que, outre les symptômes spéciaux de chacune de ces rhinopathies, la rhinite concomitante sera plutôt unilatérale.

Les faux ozènes à la suite de végétations adénoïdes et des empyèmes sinusales étaient connus avant que Grunwald n'eût émis sa théorie sur la pathogénie de l'ozène. En effet, depuis qu'on eût appris que le tissu hypertrophié lymphoïde du pharynx est le point de départ d'un groupe de symptômes morbides, l'ozène consécutif à des végétations adénoïdes ne pouvait échapper à l'observation des spécialistes. Nous avons vu maintes fois Gouguenheim toucher du doigt (c'est le cas de le dire) le point de départ d'un ozène qui jusque-là avait été vainement traité par des lavages du nez. Aux observations d'ozène guéri par l'ablation des végétations adénoïdes, communiquées, par Grünwald, nous pourrions en ajouter beaucoup d'autres, que nous avons faites dans le service de notre maître.

La conclusion en serait évidemment que les végétations adénoïdes sont capables de simuler l'ozène atrophiant, et que dans tout cas de fétidité de l'haleine, il importe d'examiner le cavum, et non seulement celui des enfants mais encore celui des adultes; car, comme Gouguenheim nous l'a souvent démontré, les végétations adénoïdes sont loin d'être aussi rares chez les adultes que le veut l'opinion courante.

Par le fait généralement admis que les végétations adénoïdes sont exceptionnelles dans l'ozène atrophiant il résulte combien cet ozène diffère du vrai ozène atrophiant. M. Schestakaw prétend même que l'un exclut formellement l'autre, et que toutes les fois qu'on rencontre des végétations adénoïdes l'ozène vrai n'est plus en cause.

Nous aurons encore à nous occuper des relations de l'ozène atrophiant avec l'empyème sinusale, quand nous discuterons la pathogénie. Dans le cas typique le diagnostic ne peut être douteux car l'empyème par l'unilatéralité de son siège, par les phénomènes hypertrophiques plutôt qu'atrophiques, par la cacosmie subjective, la transparence (Heryng), etc., diffère absolument de l'ozène atrophiant avec lequel il n'a qu'un symptôme d'analogie, la mauvaise odeur. Même si l'on se contentait de ce symptôme unique de fétidité pour porter un diagnostic, on aurait encore dans les caractères de cette odeur des différences. La fétidité dans l'empyème n'a pas le caractère spécial de l'ozène, ni par sa qualité ni par son intensité, c'est une odeur plutôt fade que repoussante, parfaitement sentie par le malade lui-même et changeant avec l'état de réplétion du sinus.

Nous avouons qu'il y a des cas très embarrassants, de vieux empyèmes s'étendant sur différents sinus de deux côtés. Comment faire le diagnostic différentiel dans ce cas ? Nos observations sont encore incomplètes sur ces empyèmes combinés, mais en nous basant sur nos observations des empyèmes simples nous croyons avoir dans l'examen bactériologique un signe sûr: C'est l'absence d'un bacille encapsulé dans le pus.

Pratiquement l'intérêt de ce diagnostic différentiel est moindre, car en tout cas, si nous avons affaire à une sinusite primitive ou consécutive la voie thérapeutique est toute tracée et toujours la même : Ouverture et nettoyage de la cavité suppurée.

Syphilis et ozène. — Dans sa première et seconde période la syphilis est sans aucune relation avec l'ozène, ce qui est admis par tous les observateurs. Les opinions sont encore partagées sur la syphilis héréditaire.

Tandis que Störk prétend que tout ozène est causé par la syphilis héréditaire, Schrötter ne voit dans la syphilis héréditaire qu'une cause prédisposante, et d'autres observateurs nient absolument le rôle de la syphilis dans l'ozène.

Pour nous, la syphilis n'a aucune relation avec l'ozène vrai, mais ses accidents tertiaires sont capables de créer une affectation du nez, qui peut avoir beaucoup de ressemblances avec l'ozène atrophiant.

Le diagnostic différentiel est toujours possible, car les larges pertes de substance, la destruction de la charpente osseuse, la disparition ou les ulcérations de la cloison sont tous des phénomènes qui ne se voient pas dans l'ozène vrai. Nous tenons seulement à appeler l'attention sur les ozènes de certains syphilitiques qui exigent un examen très minutieux et parfois répété jusqu'à la découverte d'une partie nécrosée, d'un sequestre.

Dans ce cas, l'examen avec le stylet est indispensable, qui seul nous pourra renseigner sur la mobilité d'une partie de la charpente osseuse. Le siège de prédilection de ces sequestres est la cloison, mais il ne faut pas négliger les autres parties du nez, témoin le cas que nous avons observé dans le service de Gouguenheim.

Observation V

F..., âgée de 40 ans, meretrix, avait contracté la syphilis il y a 10 ans.

Elle n'a suivi qu'un traitement fort incomplet. Elle est venue consulter à cause d'une horrible fétidité qu'elle sentait elle-même du reste et qui ne datait que de quelques mois. A l'examen, on voit une rhinite hypertrophique diffuse, avec sécrétion muco-purulente abondante, hypertrophie polypoïde du cornet moyen droit. Pas d'ulcération, pas de perforation de la cloison.

Gouguenheim enlève l'hypertrophie polypoïde avec l'anse froide, conseille les irrigations avec le siphon Weber, le traitement spécifique. A chaque consultation la malade est examinée par nous, ainsi que par tous les élèves du service. La fétidité continue, quoique le traitement soit suivi avec rigueur, la malade étant reçue (salle Aran). La cause de cette fétidité, un séquestre présumé par Gouguenheim, ne peut être découverte par la rhinoscopie antérieure jusqu'à ce qu'un jour Gouguenheim, en examinant le palais de la malade découvre une résistance moindre sur une partie du palais qui mit sur la trace d'un séquestre large intéressant le plancher de la fosse nasale. Ce séquestre continuait son travail d'élimination même sous le traitement antisyphilitique (Pillules de protoïodure 10 centigrammes par jour, dragées de Rabuteau, sirop de Gibert une cuillerée par jour).

Les tumeurs malignes du nez (muqueuse nasale et squelette) sont rares ; elles peuvent être la cause d'un ozène symptomatique très prononcé, mais ne causent aucune difficulté pou. .e diagnostic différentiel. La rhinoscopie antérieure permettra à première vue de trancher la question ; la tumeur se caractérisant par ses signes physiques.

Pourtant il y aurait une exception à faire pour les tumeurs de l'éthmoïde qui par leur siège échappent à l'inspection par la rhinoscopie et qui, en simulant quelques symptômes de l'ozène (secrétion mucopurulante, fétidité, anosmie, troubles visuels, céphalée etc.) donnent le change au diagnostic. Dans ce cas on se basera sur les caractères généraux des tumeurs malignes, on réduira les troubles visuels, l'anosmie, la céphalée sur la propagation de la tumeur dans la cavité crânienne et la compression des nerfs crâniens. Enfin on tiendra compte d'un phénomène capital en l'espèce : l'épistaxis, car épistaxis et ozène ont la même cause : l'ulcération de la tumeur.

PATHOGENIE

L'ozène atrophiant est une entité morbide spéciale, caractérisée par les symptômes toujours les mêmes, suivant une marche clinique identique dans tous les cas et se terminant par une atrophie spéciale des parties affectées.

Quelle est la pathogénie de cette entité morbide, sur quelles bases cet ensemble de phénomènes, que nous pouvons constater cliniquement dans chaque cas d'ozène atrophiant, se développe-t-il?

Cette recherche est de la plus haute importance, non seulement au point de vue scientifique pur, mais encore pour la direction de la thérapeutique.

Jamais les recherches pathogéniques ne sont plus difficiles que dans les cas de maladies chroniques, et l'ozène en est une particulièrement difficile, parce qu'elle ne connaît pas de type à marche aiguë, parce qu'elle ne connaît même pas de poussées aiguës dans son développement.

Quand le médecin peut poser le diagnostic d'ozène atrophiant, il se base sur des signes qui, pour devenir cliniquement saisissables, supposent une existence préalable pendant un certain temps, d'un état qui, du plus haut intérêt pour la genèse de l'ozène atrophiant, échappe par sa latence à la recherche. On ne voit donc jamais naître ou s'établir le mal, on se trouve toujours en présence d'un fait établi.

Or, en pathologie, on arrive au même point par divers chemins, et partir de l'effet pour arriver à la cause, c'est, en pathologie, s'exposer à des erreurs.

Les idées sur la pathogénie de l'ozène ne manquent pas, mais jusqu'à présent aucune conception pathogénique n'est arrivée à échapper à toute opposition et à concorder complètement avec les données cliniques de la maladie. Nous ne pensons nullement à nous arrêter à toutes les suppositions plus ou moins délaissées sur la nature de la maladie; nous examinerons seulement les théories qui prennent leur point de départ dans l'étude anatomo-pathologique et dans la bactériologie de la maladie. Encore faut-il ajouter que le courant des idées régnantes dans la pathogénie nous porte plutôt vers la bactériologie. Nous citons le passage suivant de Lermoyez qui exprime le mieux nos incertitudes sur ce point : « Aujourd'hui l'ozène est une maladie, une entité anatomoclinique, entretenue sinon causée par un microorganisme spécifique, le diplo-bacille encapsulé de Löwenberg. »

THÉORIE ANATOMO-PATHOLOGIQUE

Si nous examinons la muqueuse d'un nez atteint d'ozène atrophiant, nous pouvons trouver à côté de signes d'une atrophie manifeste les signes d'une hypertrophie qui ne diffère en rien de celle qu'il est si commun de voir sur un nez chroniquement inflammé.

A l'examen histologique de la muqueuse on trouve l'épithélium rarement normal (Gottstein); le plus souvent on constate une « métaplasie » de l'épithélium cylindrique spécial en un épithélium pavimenteux stratéfié, véritable épithélium épidermoïdal. Enfin Krause a constaté des granulations graisseuses à la surface de la muqueuse. Le chorion muqueux est aminci, retréci par places, infiltré par de petites cellules. Partout on voit des traînées fibreuses, des cellules fusiformes marquant le développement d'un tissu fibreux. Krause et Habermann ont vu dans ce tissu des granulations graisseuses. Les glandes et les vaisseaux sont en différents degrés d'atrophie dépendante de la durée de la maladie. Le squelette osseux se trouve en pleine voie d'atrophie caractérisée par des lacunes de Howship.

Les données anatomo-cliniques ont servi à Gottstein et

à Zuckerkandl à émettre une théorie sur l'ozène qui a beaucoup de partisans en Allemagne.

D'après Zuckerkandl l'ozène simple commence par un catarrhe hypertrophiant bientôt suivi d'atrophie de la muqueuse (y compris les points hypertrophiés) et des os du cornet. L'atrophie provoquerait une sécrétion anormale en qualité et en quantité, l'élargissement des fosses nasales, une respiration anormale qui amènerait la stagnation des mucosités, leur putrescence et la formation des croûtes. Mais si Gottstein ne voit dans l'ozène qu'une rhinite chronique avec transformation fibreuse, Zuckerkandl croit à une prédisposition individuelle à la production de l'ozène.

Or, pour cette prédisposition nous n'avons pas d'explication; la seule que nous pourrions concevoir, prédisposition causée par la scrofulose ou la syphilis acquise ou héréditaire, est rejetée par la plupart des auteurs.

Cette théorie admet une phase d'hypertrophie qui est loin d'être démontrée par l'observation clinique. Les rhinites hypertrophiques ne sont point rares, mais jamais aucun cas de rhinite hypertrophique ne s'est transformé en rhinite atrophique sous l'observation d'un médecin. Habermann en acceptant l'idée d'une inflammation chronique de la muqueuse voit le point de départ de la symptomatologie de l'ozène atrophiant dans une altération des glandes, dans l'accumulation des gouttelettes graisseuses dans l'épithélium des glandes. L'inflammation serait consécutive à cette dégénérescence du tissu épithélial des glandes et, comme en toute inflammation chronique de muqueuse, l'épithélium s'épidermise, il se transformerait en un épithélium pavimenteux; tandis que dans les couches profondes de la muqueuse à la suite d'une infiltration cellulaire, survient la formation d'un tissu fébrillaire, la formation d'un tissu lamineux. « L'entité de l'ozène « consisterait en une dégénérescence graisseuse de l'é« pithélium glandulaire et plus tard aussi probable« ment de la muqueuse infiltrée par l'inflammation. »

Cette théorie de la dégénérescence graisseuse a été également soutenue et avant Habermann par Krause, mais tous les observateurs après eux ont été unanimes à reconnaître que les dégénérescences graisseuses ne sont pas autres que dans tout cas d'inflammation chronique.

Dans ces dernières années une théorie déjà ancienne a été reprise par Grünwald, l'habile clinicien de Munich.

Déjà Vieussens et Reininger auraient vu dans la purulence des cavités pneumatiques de la tête le point de départ de l'ozène. Cette idée a été reprise par Michel mais n'attira l'attention sur elle que depuis que Grunwald, dans un livre et quelques articles parus dans la *Munchener medicinische Wochenschrift* ne s'en fit un défenseur acharné.

Attaqué surtout par Zuckerkandl, Grunwald a dû modifier ses idées sur la nature de l'ozène, mais il persiste à prétendre que l'ozène dépend d'une affection, soit des cavités pneumatiques annexées, soit de la charpente osseuse.

Bresgen qui adhère absolument aux idées de Grunwald publie une série de cas observés par lui, chez lesquels il veut avoir obtenu la guérison (la guérison sûre et définitive n'a jamais été observée par le professeur même) par l'ouverture et la cautérisation des sinus.

D'après Bresgen seraient atteints : d'abord, les sinus sphénoïdaux, 6 fois sur 11, puis les cellules ethmoïdales, rarement les sinus frontaux ou maxillaires.

Cette théorie, si elle était vraie, serait pratiquement de la plus haute importance, car elle nous forcerait à vider et nettoyer systématiquement, dans chaque cas d'ozène, les sinus, en commençant par le sinus sphénoïdal et en faisant le tour de tous les sinus jusqu'à ce que nous voyions disparaître les symptômes de l'ozène atrophiant. Mais théoriquement, elle ne nous explique pas la genèse de la maladie, elle en recule tout simplement le point de départ. Ces inflammations d'où viennent-elles ? Pourquoi attaquent-elles plutôt ces sinus que les autres ? Pourquoi la rhinite qui serait consécutive à ces sinuosités prend-elle la forme atrophiante lorsque, ainsi que Gouguenheim le remarque, nous voyons au contraire la rhinite hypertrophique être la conséquence des sinusites.

Mais, bien plus fortement que ces réflexions, les constatations anatomiques plaident contre cette conception, car les cas d'autopsie où les sinus étaient intacts ne se comptent pas, et Zuckerkandl en cite à lui seul plusieurs. Mais, bien plus, l'affection des sinus dans l'ozène atrophiant n'aurait pas de quoi nous surprendre, car il est de notion commune que les affections de la muqueuse du nez se propagent sur la muqueuse des sinus qui histologiquement n'est autre chose que la continuation de la pituitaire.

« Comme il est absolument certain que l'ozène (punaisie) consiste en une maladie de la muqueuse nasale et que toutes les affections inflammatoires de la muqueuse passent facilement aux cavités accessoires et qu'elles y persistent même plus longtemps que dans le nez lui-même, on ne peut douter que dans l'ozène cette extension puisse se produire. »

THÉORIE BACTÉRIOLOGIQUE

Telles sont les principales théories émises avant que la bactériologie eût jeté la lumière sur tant de questions dont non seulement l'étude scientifique mais encore le traitement a tiré les conséquences les plus heureuses. Il était naturel que de nos jours, où la bactériologie a pris son grand essor, l'attention des observateurs se portât sur l'étude bactériologique de l'ozène.

Depuis 1882 où E. Frankel dans « *Virchows Archive* » a eu la curiosité d'examiner bactériologiquement le mucus des ozéneux, la question a été reprise de différents côtés. Löwenberg a décrit un bacille qui, d'après lui, serait l'agent infectieux. Quelque temps après Abel de Greifswald a repris les études bactériologiques de Löwenberg et en a fait une communication très détaillée dans le *Céntralblatt für Bactériologie* 1893, t. XIII qu'il a fait suivre en 1895 d'un travail très approfondi, paru dans la *Zeitschrift für Hyg. Infectu. Kraukh.* En 1894 Löwenberg a de nouveau étudié la bactériologie de l'ozène et est arrivé à confirmer ses premières recherches de 1884 et celles d'Abel. Ces études ont été plus ou moins confirmées par plusieurs observateurs, en Italie (Strazza, Marano), en Allemagne (Thost, Paulsen). Les recherches de tous ces observateurs sont concluantes sur un point capital, sur l'existence d'un microbe spécial dans le mucus du nez ozéneux.

Mais voilà que dans la séance du 27 mars 1896 de l'Académie Royale de Médecine de Turin les docteurs Belfanti et della Vedova firent une communication sur une étiologie nouvelle et une thérapie tout à fait spéciale de l'ozène.

D'après ces observateurs un proche parent du bacille diphtérique serait l'agent infectieux de l'ozène, et le sérum antidiphtérique conséquemment le remède spécifique de la maladie.

Ces assertions, si surprenantes qu'elles furent, obtinrent l'appui de l'autorité du professeur Gradenigo qui pût faire à la même séance l'exposé de ses premières recherches sur la sérothérapie dans l'ozène.

Depuis, Gradenigo a fait paraître, *in Archivio italiano di otol. rhin e. lar*, 1896, IV, page 105, et dans les *Annales de maladies des oreilles et du larynx*, tome XXII, n° 8, page 124, les résultats de ses essais thérapeutiques. Quand nous aurons mentionné encore deux travaux parus dans le même fascicule 3 (Anno IV, 1896) des Drs Arslan et Catterina et de Vedova, nous aurons épuisé tout ce qui a été écrit sur une conception étiologique de l'ozène dont l'intérêt et l'importance n'ont pas besoin d'être mis en lumière. Aussi sommes nous très reconnaissant à notre maître Gouguenheim qui nous a honoré de sa confiance en nous permettant de contrôler dans son laboratoire les recherches bactériologiques de Belfanti et della Vedova, et d'entreprendre les essais thérapeutiques sur les malades de son service. Avant de présenter les résultats de nos recherches nous croyons nécessaire de résumer brièvement l'état actuel de nos connaissances bactériologiques de l'ozène.

Pour étudier la « rhinitis chronica atrophica fœtida » Eug. Frankel a fait, sur une jeune fille atteinte d'ozène, l'examen répété du mucus nasal qu'il avait gagné par l'expression des tampons de ouate qu'il avait laissé séjourner pendant deux à douze heures dans les fosses nasales de sa malade.

Le mucus ainsi gagné au bout de deux heures était clair, sans odeur, d'une réaction neutre. A l'examen microscopique il ne contenait que très peu d'éléments cellulaires et de rares micro-organismes. Le mucus exprimé des tampons qui avaient séjourné pendant quatre heures était d'aspect trouble, d'une odeur putride, les éléments figurés (cellules et micro-organismes) avaient augmenté en nombre. Au bout de six à huit heures le mucus était jaunâtre, trouble, répandait l'odeur caractéristique. Il contenait des micro-organismes en grand nombre. Ces micro-organismes se coloraient, d'après Ehrlich, avec le violet, et le bleu de méthylène, et permettaient de distinguer quatre groupes : 1° microcoques; 2° mégalocoques; 3° bacilles minces, longs, se colorant mal; 4° bacilles gros, bien colorés, formant des chainettes. Les microcoques formaient des groupes plus ou moins grands, des chainettes courtes. Ils sont avec les bacilles du groupe 4 les plus fréquents. Les mégalocoques sont moins fréquents que les précédents et se colorent toujours très bien.

Nous avons repris ces examens sur plusieurs malades mais nous ne croyons pas que, sur cette voie, la question ait approché de la solution. Nous tenons à remarquer que par le tamponnement on obtient un mucus qui n'est nullement un mucus ozéneux. Le corps étranger et surtout le coton hydrophile provoque une sécrétion séreuse qui, chimiquement, diffère assurément de la sécrétion ozéneuse naturelle. Nous voyons pareillement que les larmes d'un typhique gagnées par irritation artificielle de la conjonctive ne donnent pas la réaction de Widal, tandis qu'elle est toujours nette avec les larmes normales.

La sécrétion que nous avons obtenue sur cette voie artificielle ne nous a jamais donné l'odeur caractéristique même dans des nez qui n'avaient pas encore subi de traitement.

L'odeur manquait dans quelques sécrétions, tandis que dans d'autres elle n'avait qu'un caractère de putréfaction quand ces sécrétions restaient exposées à l'air dans des tubes ouverts pendant plus de 48 heures. A l'examen microscopique nous pouvions toujours déceler l'existence d'un bacille large et court aimant la formation des chaînettes, mais se présentant aussi en forme de diplo-bacille. Il se colore très bien avec le violet gentiane sur toutes ses parties, ne présentant pas de capsule. C'est le bacille dont nous reconnaîtrons bientôt tous les caractères dans la description du « bacillus mucosus. »

Nous avons pu également constater la présence du troisième groupe. Quant aux microcoques dont parle Frankel nousne pensons pas nous tromper en supposant avoir à faire aux staphylocoques et streptocoques communs.

Les plus intéressants sont les mégalocoques Ils se présentent sous la forme de bacilles larges plutôt que des coccis, dont les parties périphériques sont moins colorées que le centre toujours très foncé, ce qui nous permet de croire que ces cocobacilles sont entourés des capsules larges. D'après notre avis ces mégalocoques sont identiques au bacille dont nous avons parlé plus haut.

Quant au rôle que les micro-organismes jouent dans l'ozène, Frankel ne leur attribue qu'une action secondaire. Deux moments seraient nécessaires pour provoquer l'odeur: 1° une sécrétion altérée ; 2° l'action des micro-organismes qui, en se développant, produisent la fétidité. A lui seul, chacun de ces moments est incapable de provoquer l'odeur, car le mucus ozéneux quoique altéré chimiquement n'a aucune odeur à sa sécrétion ; comme, d'autre part, les microorganismes agissant sur un mucus normal ne provoquent pas la fétidité.

Nous voyons que Frankel ne limite le rôle des microorganismes qu'à la production d'un des symptômes de l'ozène atrophiant, symptôme pour Frankel, toujours constant, et le plus important pour le diagnostic de la maladie. Mais il ne les croit nullement susceptibles de causer la maladie, bien au contraire dit-il, il est manifeste que nous avons à faire à des bactéries saprophytes sans aucun danger pour l'organisme vivant.

Löwenberg décrit son microbe dans les termes suivants : « C'est un très grand coccus immobile associé toujours pour ainsi dire en double et ceux-ci souvent accouplés en chaînes. Ces chaînes sont réunies par une masse hyaline. Quelquefois la section optique des microbes est presque rectangulaire, comme s'il était cylindrique au lieu d'être aminci et arrondi aux deux extrémités. En les examinant avec le plus fort grossissement après les avoir colorés surtout au violet de Gentiane, j'ai quelquefois reconnu vers leur intérieur une zone transversale plus claire. Le microbe ne se colore pas par la méthode de Gram ». Löwenberg a trouvé ces bacilles dans tous les cas d'ozène vrai examinés par lui, à l'exclusion des autres microbes; dans un seul cas (fille chétive de 8 ans), il a vu outre le coccus caractéristique, de très nombreux bacilles qu'il a constatés dans tous les examens faits sur cette enfant. Löwenberg n'a pas autrement examiné les caractères biologiques de ce bacille, il se contente de dire dans ce seul cas que le mucus était de réaction neutre, tandis que dans tous les autres cas il bleuissait le papier rouge. Lœwenberg a examiné son bacille sur les différents milieux de culture, et sans mettre en pratique les procédés d'isolement usuels en bactériologie, il est arrivé à étudier son bacille dans toutes les cultures. Löwenberg dit qu'en dehors du microbe caractéristique on trouve bien, dans quelques-unes des cultures, des colonies d'autres microorganismes, mais qu'ils sont différents selon les cas et par conséquent ne jouent aucun rôle dans l'ozène. Le microbe est toujours encapsulé dans le sang des animaux morts à la suite de son injection, et généralement encapsulé quand on l'examine dans le mucus nasal des malades, tandis que la présence d'une capsule est fort variable chez les bacilles cultivés sur les milieux nutritifs, tantôt elle manque, tantôt elle existe dans les ensemencements faits dans les mêmes conditions. Quoique le pneumo-bacille de Friedlander et le cocobacille de l'ozène semblent pareils dans les préparations microscopiques, et que leurs cultures présentent les plus grandes ressemblances, Lowenberg ne croit pas à l'identité de ces deux microbes. Le cocobacille de l'ozène serait pathogène et d'après Löwenberg « cet être pourrait exercer une action redoutable à la condition que l'entrée des vaisseaux sanguins ou lymphatiques lui fût ouvert ».

Nous voulons remarquer tout de suite que cette « action » nous semble absolument exagérée, car dans les nombreux cas de massage vibratoire et de raclage que nous avons pratiqués, ces portes d'entrée étaient inévitablement ouvertes sans que nous ayons eu d'accidents fâcheux. Quant aux raisons qui autorisent Löwenberg à réclamer la distinction entre son cocobacille et le bacille de Friedlander elles ont été infirmées par les arguments de Abel.

C'est Abel qui a le plus nettement déclaré l'ozène atrophiant comme maladie infectieuse.

Dans son travail de 1893 il dit : « Le résultat de 16 cas examinés par moi aidés par les observations bactériologiques publiées le font très vraisemblable que la nature de l'ozène est causée par une espèce de bactérie bien caractérisée. On trouve dans la *sécrétion* à côté d'un grand nombre d'autres microorganismes, des bacilles courts et gros, souvent groupés par deux ou en chaînettes, qui ont une ressemblance avec le pneumobacille de Friedlander.
« Pas très souvent on les voit entourés d'une capsule qui toujours est deux fois aussi large que les bacilles.

« Dans les *colonies* on trouve des bacilles courts et gros, trois fois aussi longs que larges. Mais on trouve des formes plus ou moins longues; quelquefois des coccis. La formation d'une capsule n'a été observée que rarement et seulement dans les premières générations. »

Dans son travail de 1895 Abel dispose de 100 cas d'ozène examinés bactériologiquement dans lesquels il a constamment trouvé le baccilus mucosus ozenaë. — A part de ce bacille il a trouvé plus ou moins souvent, mais pas régulièrement : 1) un bacille paratyphique qui en association avec le mucosus provoquerait l'odeur caractéristique; 2) (rarement) un bacille immobile qui liquéfie la gélatine, produit des gaz d'une mauvaise odeur; 3) (rarement) le bacille pseudo-diphtérique ; 4) staphylococus albus et aureus, le steptococus; 5) enfin, des vibrions. Abel croit que le mucosus est l'agent spécifique de la maladie.

Il ne l'a jamais rencontré dans une autre maladie mais toujours dans l'ozène atrophiant, qu'il propose de nommer *ozèna atrophica bacillaris.*

Nous arrivons maintenant au travail des Drs Belfanti et Della Vedova que nous ne pouvons reproduire *in extenso.* Dans le travail paru dans les *Annales, l. c.*, Gradenigo a reproduit entièrement la partie bactériologique de Belfanti et Vedova. Après avoir décrit la forme et les cultures du bacille trouvé par eux dans les sécrétions et dans la pituitaire de tous les ozéneux qu'ils ont examinés, ils disent : « D'après cette exposition on voit que les caractères du micro-organisme décrit correspondent parfaitement à ceux du bacille de la diphtérie et du pseudo-diphtérique. » Mais après avoir examiné sa virulence sur des animaux, ils lui assignent une place entre le bacille de Lœffler et le pseudo-diphtérique. Ils rappellent encore l'analogie de leur bacille avec celui de la xérose, et penchent plutôt à croire que tous ces bacilles sont des représentants d'une même espèce à pathogénicités diverses.

Les recherches bactériologiques que nous avons entreprises n'étaient pas destinées à l'étude biologique de ces microbes de l'ozène; nous nous sommes simplement proposé d'étudier les caractères bactériologiques de l'ozène atrophiant de la même façon dont on examine aujourd'hui les angines à l'aide des cultures.

Nous avons institué le même procédé pour l'ozène qu'on observe dans le service de Gouguenheim pour tout cas d'angine, ayant en effet à rechercher l'existence d'un bacille qui ne diffère du bacille diphtérique que par sa virulence. Dans ces recherches, nous avons été largement soutenu par la libéralité de notre maître qui a mis à notre disposition les ressources de son laboratoire annexé au service de diphtérie.

Le sérum gélatinisé étant le meilleur milieu de culture pour le bacille pseudo-diphtérique, c'est sur celui-ci que nous avons fait la plus grande partie de nos ensemencements. Sur ce milieu les cultures se développent vite et en grande abondance. Il nous est arrivé au mois d'août de voir pousser les ensemencements dans les tubes de sérum que nous avons gardés dans la poche de notre blouse pendant les quelques heures de la consultation. Mais généralement les cultures sont en pleine évolution au bout de 16 à 20 heures. Les cultures faites en stries poussent en plaques grises, crêmeuses, laiteuses, sont d'une grande viscosité, tendent à confluer. Au bout de quelques jours elles ont disparu en glissant vers le fond du tube et en laissant des traînées après elles. Si la culture se développe dans l'intérieur du milieu elle forme des colonies rondes grises d'un centre plus opaque que les bords. Les tubes prennent parfois au bout de quelques jours une odeur urineuse, mais n'offrent jamais l'odeur caractéristique de l'ozène.

Sur agar à la température de 37°, le développement était également très rapide. Nous avons pu nettement distinguer deux formes différentes. Le plus souvent toute la strie d'ensemencement était prise par une bande large, grise, moite, cette bande se tenait bien plusieurs jours sans montrer des tendances très marquées à confluer avec les bandes voisines. Quelquefois les cultures n'avaient poussé que par des gouttelettes grises rappelant en quelque sorte les cultures du streptocoque.

Le bouillon commence à se troubler en 20 heures environ et forme un dépôt blanc au fond et sur les parois du verre. Quelques jours après l'ensemencement, le bouillon n'est jamais sans avoir une odeur désagréable, parfois l'odeur est en tout pareille à celle de la sueur de pieds et si forte qu'elle se dégage assez sensiblement de la goutte que nous avons prise pour la coloration.

De ces cultures nous avons fait un grand nombre de préparations microscopiques. La technique pour la coloration était la plus simple, étant celle qui altère le moins les caractères morphologiques des bactéries. La coloration avec le violet de gentiane pendant quelques minutes (une ou deux), pour les préparations provenant du sérum, lavage à grande eau, est la technique que nous avons habituellement suivie. Les autres colorants combinés, généralement usités en bactériologie ne convenaient pas à cause de leurs constituants qui comme le rouge de Ziehl amincissaient les microbes ou comme le bleu de Lœffler dissolvaient la capsule gélatineuse. Le violet de Ribbert colorait très bien les capsules mais rendait les bacilles comme ratatinés.

Nous faisons maintenant suivre la description d'un certain nombre de préparations microscopiques que nous avons faites de nos cultures. Nous tâchons de livrer par là au lecteur, autant qu'il est possible par une description qui suppléera toujours mal à la photographie ou à l'examen proprio visu, les éléments dont il se servira pour se faire une idée de la morphologie variée des microbes auxquels nous avons affaire dans l'ozène, pour éviter le faux que toute généralisation, comme la description de tel ou tel microbe, porte en elle. Nous avons fait systématiquement des cultures de tous nos malades (au nombre de trente), mais nous ne publions que quelques-unes des préparations de ceux de nos malades que nous avons observés pendant plusieurs semaines et dont nous rapporterons l'observation clinique quand nous parlerons du traitement.

DESCRIPTION DES PRÉPARATIONS

Oservation VI

Prép. 1. Culture sur bouillon :

Le champ visuel est rempli par des bacilles gros, courts, en groupes disposés en broussailles. Pas de formes encapsulées.

Observation VII

Prép. 2. Bacilles courts lancéolés, foncés, formant des groupes comme le bacille de Lœffler. Pas de formes encapsulées.

Prép. 3. Autour des cocobacilles on voit des capsules minces, souvent les bacilles sont assez longs, quelquefois deux bacilles dans une capsule.

Observation VIII

Prép. 4. Cocobacilles entourés d'une capsule très large. Partout parmi ces formes on voit des bacilles longs, droits, moins bien colorés.

Observation XVII

Prép. 5. Des plaquettes larges faiblement colorées, dans lesquelles on voit, lorsque l'on tourne la vis micrométrique, un ou deux bacilles, minces et courts. Puis des bacilles longs et minces, encapsulés, bien colorés ; les capsules montrant tous les degrés de développement, et par place n'étant que difficilement visibles.

Observation X

Prép. 6. Diplobacilles larges, entourés d'une capsule. Bacilles faiblement colorés avec capsules et sans capsules, minces et longs. Bacilles minces, fortement colorés entourés d'une zône non colorée.

Observation XI

Prép. 7. Culture sur bouillon. Des bacilles courts et larges non capsulés, disposés en groupes, rappelant en forme et disposition les bacilles diphtériques. Diplococci. Pas de formes encapsulée.

Observation XII

Prép. 8. Bacilles courts et minces, entourés d'une capsule large Partout dans le champ visuel des plaquettes pâles, montrant une lueur blanche au milieu, si l'on tourne la vis micrométrique.

Observation XIII

Prép. 9. Préparation ne montrant que des bacilles courts, minces.

Pas de formes encapsulées.

Observation XIV

Prép. 10. Coloration d'après Ribbert. Des bacilles courts, droits, minces, mais montrant une capsule très nette. A côté de ces bacilles on voit des bacilles, qui moins bien colorés, paraissant être situés sur un arrière-plan, sont pâles, non encapsulés.

Observation XV

Prép. 11. Culture sur Agar-Agar. Plaquettes larges, peu colorées; dans quelques-unes de ces plaquettes on voit des bacilles ou des diplobacilles très bien colorés. Diplobacilles longs et minces, non encapsulés.

Observation XVI

Prép. 12. Cocobacilles, diplobacilles, bacilles courts, minces, encapsulés.

Observation IX

Prép. 13. Sur toutes les préparations de cette malade apparait un gros coccus, formant des groupes à quatre rappelant la forme de la sarcina: Micrococus tetragenes.

Il est entouré dans quelques préparations par des groupes de petits bacilles courts peu colorés. Dans la coloration avec le rouge de Ziehl on a le même aspect, mais on voit ces petits bacilles entourés de capsules. Dans la coloration d'après Ribbert, les capsules sont également très nettes. Les préparations sur agar et sur bouillon donnent les mêmes formes, mais les espèces sont plus petites.

L'examen de la fosse nasale gauche a été le plus souvent négatif, quelquefois nous y avons trouvé des staphylocoques et des formes encapsulées.

Nous avons précisé dans le court exposé historique de la question quels étaient les microbes que nous avons à rechercher. Ils sont deux : « Le bacillus mucosus » et le bacille pseudo-diphtérique. La place que le bacille pseudo-diphtérique occupe dans la bactériologie est généralement connue, mais sur la famille du « bacillus mucosus » nous ne croyons pas superflu de dire quelques mots. Depuis que Friedlander a écrit son « Pneumococcus capsulatus », on a établi un groupe spécial de microbes qui, en différant entre eux par leur action sur l'homme, se ressemblent dans toutes les conditions bactériologiques. De ce groupe, font partie : le bacillus (Weichselbaum) (et non coccus) de Friedlander, le bacille du Rhinosclerome, le bacille aerogène ou Bacterium lactis et enfin le bacillus mucosus ozenae. Wilde qui a approfondi l'étude de ce groupe, trouve comme caractère spécial à ce groupe sa variabilité infinie, c'est un véritable groupe protéiforme. Tantôt capsulé, tantôt sans enveloppe, ici en bacille, là en coccis, les individus de ce groupe se différencient des autres formes capsulées (diplocoque de Frankel-Weichselbaum) et des formes non capsulées (pseudo-diphtérique, pseudo-tuberculeux) par une réaction histo-chimique : le groupe du bacille de Friedlander ne se colore pas d'après Gram.

De l'examen de nos préparations une constatation importante se dégage, c'est la présence constante du bacillus mucosus dans ses différentes formes. Parmi ces formes le « mucosus » se présentait le plus souvent comme un bacille mince, enveloppé dans une capsule, plusieurs fois aussi large que le corps bacillaire. Parfois il formait des chaînettes, mais le plus souvent il se présentait en diplobacilles soit que dans la même capsule on voyait deux petits bacilles, soit que chacun du couple avait son enveloppe spéciale. C'est la forme que l'on voit le plus souvent quand on fait un grand nombre de préparations.

Nous avons également constaté la présence des mégalocoques, des diplocoques encapsulés qui pour nous ne présentent qu'un degré autre dans le développement du bacille dont nous avons parlé plus haut. Cette opinion est justifiée par le fait que nous avons rencontré les cocci combinés avec les bacilles dans les colonies absolument pures, et qu'ils se décoloraient d'après le Gram, ce qui les distingue suffisamment du seul groupe (Pneumococcus Frankel Weichselbaum) avec lequel on eût pu les confondre.

Nous allons maintenant aborder l'étude des formes non encapsulées. Elles se sont présentées dans nos préparations le plus souvent en compagnie de formes capsulées. Les préparations où elles sont pures, sont rares. Parmi ces bacilles non encapsulés, la majorité imite le plus volontiers la disposition des bacilles capsulés, c'est-à-dire qu'ils sont accouplés en double et restent nettement séparés de leurs voisins. Si nous nous rappelons que le groupe entier de Friedlander peut se présenter dans les cultures sans capsule, l'idée que nous avons encore affaire ici au « bacillus mucosus » paraitra assez juste et ne demandera pour confirmation que l'épreuve histochimique : or ces formes ne se colorent pas avec le Gram, donc elles sont une autre variation du « bacillus mucosus ».

Il nous reste maintenant les autres bacilles non encapsulés, qui ne se décolorent pas par le Gram. Ce sont surtout ceux qui ont la disposition spéciale que nous avons désignée comme imitant les bacilles diphtériques et qui se présentent dans plusieurs ensemencements à l'état pur. On voit là en effet des bacilles courts, minces, droits ou arqués, disposés parallèlement, ou imitant un grillage (staketenformig), ainsi que Weichselbaum nous l'enseigna dans son cours de bactériologie. Les bacilles sont toujours bien colorés d'après le Gram. Tous ces caractères morphologiques permettent de voir dans ces formes le bacille décrit par Belfanti et della Vedova. Dans nos préparations nous l'avons rencontré à l'état isolé, mais plus souvent accompagnant le *bacillus mucosus* enfin dans beaucoup de préparations nous avons pu constater son absence.

Belfanti et Vedova ont prévu ce cas, où le bacille pseudo-diphtérique manque dans les cultures, car ils disent que si la culture provient directement de la sécrétion le bacille pseudo-diphtérique ne peut croître, étant suffoqué par les autres micro-organismes et surtout par le « mucosus ». Les observateurs italiens prétendent qu'il se trouve au contraire dans toutes les croûtes d'ozène vrai. Nous avons, en conséquence, examiné les croûtes ou plutôt le mucus ozéneux de tous nos malades et nous sommes arrivé aux résultats suivants :

Dans tous les cas examinés nous avons observé des bacilles ou des diplo-bacilles minces et courts entourés d'une capsule très large. Ils sont rarement accouplés en double, et ne font que par exception des chaînettes. Ces formes, absolument semblables au bacille du rhinosclerome que nous avons eu occasion de voir dans la clinique de Kaposi, forment dans le mucus des colonies pour ainsi dire pures et donnent toujours un aspect selon nous absolument caractéristique de la maladie. Nous ne l'avons jamais rencontré dans des cas autres que l'ozène atrophiant, de sorte que, lorsque le diagnostic est douteux, l'absence du bacille de Lœwenberg dans le mucus nous décidera à éliminer le diagnostic de l'ozène atrophiant et nous fera adopter l'idée d'ozène symptomatique. D'habitude le bacille avec son enveloppe forme des espèces d'assez grande taille, et cela est surtout caractéristique ; mais on rencontre aussi quelquefois des formes petites, où le bacille est plutôt large et la capsule assez mince. Enfin, parfois on ne voit que des plaquettes larges peu colorées sans corpuscule bacillaire comme contenu, que nous considérons comme des capsules ,ou vides, ou cachant le bacille.

Si la présence du *bacillus mucosus* était facile à vérifier dans tous les cas, la constatation du bacille pseudo-diphtérique présentait quelques difficultés. Si l'on se contente de la coloration avec le violet de gentiane on ne voit que très rarement à côté du bacillus mucosus des formes non encapsulées, mais ces bacilles deviennent plus fréquents quand on les recherche dans les parties les plus épaisses de la préparation. Là on voit toujours des bacilles très foncés courts et longs, toujours minces, sans groupement spécial. Comme dans ces parties le *bacillus mucosus* est plus rare, on pourrait croire que ce qu'on prend pour un bacille non encapsulé est en réalité le *bacillus mucosus*, chez lequel la coloration de la capsule devient plus difficile à cause du *mucus* environnant, le protoplasme bacillaire étant plus chromophile que la capsule.

Tous nos doutes furent dissipés par la coloration d'après Gram et la recoloration avec le brun de Bismarck, qui nous permit de constater *toujours* le bacille de Belfanti dans les secrétions ozéneuses. Dans les préparations ainsi traitées le bacille d'Abel ne se présentait plus avec sa capsule mais il était reconnaissable par sa forme de gros diplo-cocobacille.

Belfanti et della Vedova sont allés plus loin dans la recherche de leur bacille, car il l'ont trouvé dans le tissu de la muqueuse, ce qui a été signalé par eux comme signe de la plus haute importance de la spécificité de leur bacille, d'autant plus que le *bacillus mucosus* n'a jamais été trouvé dans le tissu. Il est vrai que nos auteurs trouvent la coloration du bacille dans le tissu malaisé où les manipulations ordinaires le décolorent] facilement (?) » Mais ils l'ont trouvé et nous devions le rechercher également. Les recherches nous paraissaient d'autant plus intéressantes que la non-existence du « *bacillus mucosus* » dans le tissu a été plus souvent affirmée que constatée. Ainsi Abel qui a étudié le *bacillus mucosus* et la clinique de l'ozène dans tous les détails, a complètement négligé de rechercher son bacille dans le tissu, et se contente des affirmations de Thost qui dit ne pas l'avoir vu dans le tissu. Cette pénurie de recherches tient sûrement à ce qu'il est très difficile d'obtenir d'une muqueuse atrophiée d'assez bonnes pièces pour pouvoir faire des coupes histologiques. Forcément le nombre de nos coupes a été restreint, et nous n'avons pu examiner que neuf coupes prises sur deux malades.

EXAMEN DES COUPES HISTOLOGIQUES

Pièce gagnée sur B..., tailleur en pierres, âgé de 57 ans. Les antécédents sont sans intérêt spécial. Pas de syphilis.

L'examen du nez montre une hypertrophie de deux cornets moyens qui touchent la cloison et le plancher et obstruent complètement les fosses nasales. Ces cornets avec leur hypertrophie polypoïde nous donnèrent le change avec le cornet inférieur, jusqu'à ce qu'après nettoyage des fosses nasales, des croûtes et du mucopus, qui s'y trouvaient en abondance, nous ayons pu, en soulevant les masses polypeuses, reconnaître qu'elles faisaient partie du cornet moyen et que le cornet inférieur était représenté par un bourrelet mince de la paroi externe de la fosse nasale. Pharyngite sèche. Dans le cavum du mucopus. Malheureusement nous ne pûmes bien voir dans l'intérieur du larynx, l'épiglotte, tombant en arrière, et étant repliée sur elle-même ne nous laissait qu'une fente étroite.

L'examen bactériologique du mucus montre l'existence du bacillus mucosus et du bacille pseudodiphtérique. Du cornet moyen hypertrophié une partie est enlevée et donne à l'examen histologique ce qui suit :

Coloration au bleu de Tol. Epithélium stratifié en 10 à 15 couches, les couches superficielles cornées, la couche basale formée par des cellules grandes, cylindriques, à noyau rond. Le tissu sous-épithélial montre une infiltration par des cellules petites, rondes, à noyaux très nets. Des traînées fibreuses avec des fibroplastes. L'épithélium des glandes très bien visible. Les vaisseaux très nombreux. Dans les vaisseaux on voit des longs bacilles entourés d'une capsule très nette, quelquefois dans une capsule deux bacilles. Sur une seule préparation on voit en dehors d'un vaisseau des bacilles minces très nombreux, non encapsulés.

La coloration avec Gram montre très nettement vers le bord de la préparation opposée à la surface épithéliale, de nombreux bacilles minces, courts, mais aussi, et surtout, des formes granulées. Sur aucune des préparations nous n'avons vu à l'intérieur du tissu, des bacilles, excepté une seule fois. —

La seconde pièce que nous avons pu examiner a été gagnée avec la curette du cornet inférieur de la malade, dont nous rapportons l'observation plus tard sous le n VII.

La pièce ne montre qu'un tissu fibreux. La partie épithéliale manque.

Les vaisseaux sont rares et petits.

La malade était déjà à cette époque soumise aux injections, dont nous parlerons encore.

L'examen bactériologique du mucus était typique.

Dans le tissu coloré au bleu de Tol, on voit toujours, vers le bord de la préparation, les bacillus mucosus et un bacille court,mince, droit, en groupe, bacille pseudodiphtérique. Mais ce qu'on voit surtout, ce sont des cocci, surtout des chaînettes courtes du streptocoque. La coloration d'après Gram montre le bord de la préparation comme farci par des cocci ou des formes bacillaires granulées.

Nous nous gardons de tirer des conséquences d'après ces neuf coupes qui sont à notre disposition, mais elles compteront ultérieurement pour des statistiques. Que nous ayons trouvé le bacille de Lowenberg dans l'intérieur des vaisseaux, cela peut très bien être attribué à une sorte de contamination de la pièce par l'opération, où les bacilles auraient été introduits mécaniquement dans les vaisseaux béants. De même pour la seconde pièce nous croyons être en droit d'expliquer la présence des bacilles dans les bords de la préparation, par contamination avec le mucus nasal.

Pour faciliter les recherches du bacille pseudo-diphtérique dans le tissu, les observateurs italiens proposent de pratiquer des râclages dans l'épaisseur de la muqueuse et de rechercher le bacillus dans ces râclages. Nous avons encore suivi les auteurs dans cette voie, et nous sommes arrivé à des résultats qui sont semblables à ceux obtenus dans l'examen de la sécrétion. Mais peut-on en conclure par là, que le bacille se trouve dans le tissu? Nullement, car d'après notre opinion ce procédé de râclage, si simple en apparence, est trompeur dans ses résultats. Car quelle est la procédure qu'il faut suivre pour examiner les pièces gagnées par le curettage? On frotte la mince parcelle enlevée de la cuillère de la curette entre deux lames jusqu'à ce qu'on l'ait étalée en une couche assez mince pour permettre son examen. Or, comme cette parcelle de muqueuse n'est jamais sáns contenir quantité de mucus ozéneux, les résultats ainsi gagnés sont forcément pareils à ceux qu'on a quand on examine la sécrétion directement. Nous avons essayé d'éviter cette source d'erreur en nettoyant d'abord la partie de la muqueuse, que nous voulions râcler, et en laissant les parties râclées pendant quelques heures dans de l'alcool. Nous n'avons pas réussi toutes les fois à éviter l'écueil, mais nous avons cependant obtenu par ces procédés quelques préparations qui sont absolument libres de tout bacille ou coccus. Si nous ne tenons compte que de ces préparations, nous pouvons dire que le bacille pseudo-diphtérique ne se trouve pas dans les parties gagnées par le râclage et nettoyées préalablement.

Nous tirons donc de nos recherches bactériologiques la conclusion générale que dans toute sécrétion ozéneuse se trouvent constamment et le bacillus mucosus Abel-Lowenberg et le bacillus pseudo-diphtériqne Belfanti-

Vedova, et que vraisemblablement la muqueuse reste indemne de l'invasion de l'un et de l'autre.

En nous appuyant sur les résultats de ces recherches nous abordons maintenant la question de la nature bactériologique de l'ozène atrophiant. L'ozène atrophiant est-il une maladie infectieuse et quel est son microbe spécifique?

Parmi les maladies d'origine microbienne nous croyons pouvoir distinguer deux groupes. Dans le premier, l'action du microbe suffit pour provoquer la maladie, dans le second, rentrent des maladies qui, à part de l'action d'un microbe supposent encore l'existence d'autres conditions, favorisant l'action du microorganisme.

Si nous examinons les maladies faisant partie du premier groupe que nous appellerons brièvement les maladies contagio-infectieuses, nous leur trouvons trois caractères généraux :

1) Des faits de contagion sûrement démontrés.

2) Des formes aiguës ou subaiguës dans ses manifestations cliniques ;

3) Un germe infectieux unique.

On est instinctivement porté à voir dans les sécrétions malades une matière de contagion, et c'est de là que l'idée de la nature infectieuse de l'ozène atrophiant a tiré jusqu'à présent les plus larges profits.

C'est un tort. Car dans la littérature il n'existe aucun cas de contagion sûrement démontré, quoique les recherches de tous les observateurs aient été depuis longtemps dirigées sur ce point.

Or, si la littérature n'en parle pas, c'est qu'évidemment il n'en existe pas, excepté un seul, celui que M. Abel a provoqué pour soutenir la partie faible de sa théorie. Chez un phtisique, dont les jours étaient comptés, Abel a introduit dans la fosse nasale droite sans léser la muqueuse une petite quantité de *bacillus mucosus* cultivé à travers quelques générations, dans la fosse nasale gauche il a introduit de la sécrétion ozéneuse.

Au bout de huit jours Abel n'a rien vu d'anormal à gauche que la présence des bacilles, à droite il a constaté nettement une croûte avec sécrétion muco-purulente sur le cornet moyen.

Après deux autres semaines il a remarqué la présence de plusieurs foyers pareils sur le cornet inférieur, qui ne disparurent plus jusqu'à la mort de l'individu, survenue quinze jours après.

Nous ne croyons pas qu'on puisse voir dans cette expérience de Abel autre chose qu'une expérience de laboratoire qui n'aurait nulle valeur contre l'expérience de Mackenzie, tirée d'une longue pratique. Il s'exprime ainsi : « L'ozène atteint souvent tous les enfants d'une même famille ; et il n'est cependant pas contagieux ». Mackenzie cite des exemples d'enfants, laissés, sans danger pour eux, aux soins de nourrices ozéneuses.

Abel, pour prouver la nature contagieuse de l'ozène, rappelle l'existence d'un ozène familial, ozène qui frappe plusieurs membres d'une même famille, et il cite Rosenfeld, qui relate l'histoire d'une famille de vingt-et-une personnes, dont quinze étaient atteintes d'ozène.

Abel lui-même appelle cet argument, un argument de probabilité ; mais pour nous cet argument n'a même pas cette valeur. Car il est bien connu que beaucoup de maladies sans être infectieuses affectent ce type familial. Nous citerons comme exemple les maladies du groupe de « Dystrophia muscularis » d'Erb, où ce caractère familial est même un des éléments du diagnostic.

Abel invoque comme dernier argument de la théorie contagio-infectieuse « l'auto-infection », c'est-à-dire la propagation de l'ozène du nez par le pharynx sur le larynx. A cet argument on pourrait objecter que c'est le propre des inflammations chroniques des muqueuses de se propager sur les muqueuses voisines, sans que l'inflammation primitive soit nécessairement de nature infectieuse. Aucun observateur n'a jamais surpris l'ozène pour ainsi dire pendant son travail d'infection du pharynx ou du larynx. Quant aux laryngites ozéneuses secondaires, elles sont passibles d'une autre explication, purement mécanique, ainsi que nous aurons l'occasion de le voir dans l'observation VIII.

2° Toutes les maladies contagio-infectieuses sont des maladies aiguës ou subaiguës. La tuberculose semble faire exception. Mais la raison de cette exception apparente tient à la nature du développement du bacille de Koch, qui est extrêmement lent, ce qui permet à l'organisme, par un travail de réaction, de se défendre. Mais n'y a-t-il pas aussi des cas de tuberculisation aiguë? Nous rappelons les exemples de tuberculoses miliaires, qui se développent quand un foyer tuberculeux fait irruption dans le système vasculaire, les pneumonies pseudo-fibrineuses chez les tuberculeux, la tuberculose intestinale primitive, etc. Enfin nous voyons dans toute tuberculose des poussées aiguës. Or, rien de tout cela dans l'ozène qui est une maladie toujours chronique, ne connaissant ni les formes aiguës, ni subaiguës, ni même les poussées aiguës.

3 Enfin nos conceptions bactériologiques exigent l'existence d'un agent infectieux spécial et unique ou, du moins, l'existence d'un virus capable de provoquer la maladie. Or, jusqu'à présent on n'a pas pu démontrer pour l'ozène atrophiant ni l'existence de ce microbe spécifique, unique, ni l'existence de ce virus.

Quant à l'agent infectieux, le bacillus mucosus à lui seul est incapable de provoquer la maladie : Abel qui l'a prétendu encore dernièrement ne l'a pas prouvé. Depuis le travail de Belfanti et della Vedova le véritable agent, la cause vraie de la maladie, serait le bacille pseudo-diphtérique. Or, nous rencontrons si souvent le bacille pseudo-diphtérique dans le nez, sans la moindre trace d'ozène atrophiant, que son action spécifique reste entièrement à prouver.

Mais ici une question se pose. Si chacun de ces deux microbes est incapable de provoquer séparément la maladie, agissant isolément, quelle sera l'action de leur association ?

Cette conception d'une action associée de microbes est très peu attirante.

On pourrait objecter les mêmes raisons que nous avons fait valoir contre l'action isolée de chacun des microbes.

Puis cette action associée des microbes amenant une maladie spécifique bien caractérisée, serait une exception, sans analogie dans la pathologie. Les infections mixtes n'ont rien à faire ici, le tétanos ne fait qu'une contradiction apparente à cette constatation. Vaillard a bien démontré que le bacille de Nicolaier a besoin de l'aide d'un autre microbe qui cause de la suppuration pour provoquer le tétanos chez l'homme. Mais précisément du bacille du tétanos il est démontré que l'inoculation des cultures pures de bacilles de Nicolaier confère le tétanos aux animaux.

Pour se rendre compte de l'action associée des microbes il ne reste que deux chemins : l'expérience sur l'animal et l'expérience sur l'homme. Or, les expériences sur l'animal ne prouvent rien dans l'ozène atrophiant, les animaux ne sont pas atteints de cette affection, ni spontanément ni par inoculation. Les expériences sur l'homme n'ont pas encore été faites avec une culture de ces deux microbes combinés, mais l'inoculation de la sécrétion ozéneuse, qui contient toujours les deux microbes dont il s'agit, a été négative, ainsi qu'il résulte de l'expérience d'Abel, que nous avons citée plus haut.

Il semble donc que l'action même combinée du bacillus mucosus et du bacille pseudophtérique est insuffisante à provoquer la maladie. L'ozène atrophiant ne fait donc pas partie du groupe que nous appelons le groupe contagio-infectieux.

Les bactériologistes ont démontré l'existence des bacilles dans quelques maladies, qui forment un groupe spécial de maladies microbiennes, comme par exemple la lèpre, le rhinosclérome, etc. La présence constante d'un microbe dans le tissu est démontrée dans ces maladies. Mais les conditions qui sont nécessaires pour qu'il devienne actif nous sont absolument inconnues. L'ozène atrophiant ferait-il partie de ce groupe de maladies ? La réponse à cette question ne pourra pas se faire tant qu'on ne connaîtra pas mieux le début de la maladie. Nous ne savons rien sur la période de latence de cette maladie, période qui existe sûrement. Les bacilles y sont-ils déjà? D'après les recherches bactériologiques des différentes sécrétions, cette association des microbes dans des cas autres que ceux d'ozène atrophiant n'a pas été signalée. Or, nous savons que l'ozène atrophiant passe par une période où il ne diffère pas cliniquement d'une rhinite banale, période où le malade « mouche beaucoup d'humeur et de croûtes ». Nous nous gardons bien d'en tirer la conclusion que l'ozène atrophiant passe par une période où l'association du bacillus-mucosus et du bacille pseudodiphtérique n'existe pas.

Nous ne voulons pas quitter la théorie microbienne de l'ozène atrophiant sans ajouter que les résultats obtenus dans la sérothérapie semblent démontrer que l'action des microbes, ou au moins du bacille pseudo-diphtérique, entre pour une partie dans la production du tableau symptomatique de cette maladie. Mais d'ores et déjà il nous semble que la théorie microbienne ne suffit pas à elle seule à expliquer la pathogénie de l'ozène atrophiant. Nous croyons donc qu'on peut encore avancer une autre théorie, la théorie nerveuse de l'ozène atrophiant.

THÉORIE NERVEUSE

Les cliniciens, plus encore que les physiologistes ou pathologistes, sont forcés d'attribuer au système nerveux un rôle qui, à la suite des perturbations que nous ne connaissons pas et que nous ne pouvons pas démontrer, amènent des modifications dans l'organisme, qui dans le cadre nosologique forment des maladies spéciales. Ainsi, par exemple, après avoir substitué à la genèse du « psoriasis » toutes les idées pathogéniques possibles, on s'est arrêté dans ces derniers temps à l'idée de voir dans le psoriasis un trouble du fonctionnement et de l'état histologique de la peau, dépendant des modifications pathologiques du système nerveux, en un mot une trophonérose.

De même nous voulons voir dans l'ozène atrophiant une *trophonérose* qui se manifeste par une sécrétion viciée et par une atrophie nerveuse.

L'action du système nerveux sur la sécrétion est aujourd'hui démontrée. Nous savons que la sécrétion subit des altérations de quantité et de qualité sous les influences nerveuses. Si nous ne considérons que les dyspepsies nerveuses, par exemple, nous voyons que sans autre cause appréciable qu'un trouble dynamique, la sécrétion stomacale s'altère et produit à la longue des altérations de la muqueuse qui se caractérisent par tous les symptômes des catarrhes chroniques et même par l'atrophie de la muqueuse de l'estomac.

La sécrétion dans l'ozène atrophiant est, d'après l'opinion de la plupart des auteurs, déjà viciée quand elle quitte la glande pour sortir à la surface de la muqueuse. Elle ne doit pas ses caractères spéciaux à son séjour dans le nez, elle les apporte. La preuve se trouve d'abord dans sa constitution chimique qui, d'après Frankel, serait plus riche en matières graisseuses et en corpuscules figurés que les autres sécrétions du nez, puis dans sa grande tendance à la dessiccation qui dépend sûrement d'autre chose encore que de sa teneur relativement petite en eau. Son caractère le plus spécial, enfin, réside en sa fétidité. Mais cette fétidité est un symptôme de cause complexe, dont nous nous réservons encore l'explication.

La perturbation nerveuse n'atteint pas seulement la sécrétion, elle affecte aussi la vitalité de la muqueuse et des cornets, elle amène l'atrophie.

L'atrophie nerveuse est aujourd'hui un fait admis dans la pathologie. Pour ne citer que l'atrophie des muscles à la suite des arthrites, nous pourrions nous baser sur l'autorité de Charcot, qui l'admet.

Mais nous connaissons une maladie ou plutôt un groupe de maladies où cette atrophie musculaire primitive d'ordre trophique constitue toute la maladie, nous avons nommé le groupe « de *Dystrophia muscularis* » d'Erb. Ne pourrions-nous pas expliquer l'atrophie de la muqueuse et des cornets par cette atrophie primitive trophique? Car quelles autres explications avons-nous aujourd'hui pour cette atrophie? On en a avancé deux : 1° l'atrophie par compression; 2° l'atrophie de nature inflammatoire.

Avons-nous vraiment à nous occuper longuement de l'explication qui voit dans l'atrophie une suite de la compression des cornets exercée par l'action des croûtes, qui en se desséchant compriment et resserrent les cornets? (Bosworth). Outre que dans certains cas la formation des croûtes n'existe que dans des proportions qui ne pourraient pas expliquer cette action, nous voyons l'atrophie faire des progrès dans des nez qui par des lavages arrivent à être complètement débarrassés des croûtes.

On avouera bien que c'est une inconséquence d'admettre dans l'ozène atrophiant l'atrophie et dans la rhinite chronique l'hypertrophie, comme suites de l'inflammation. Mais connaissons-nous vraiment des atrophies causées par l'inflammation?

Voyons ce qui se passe dans un cas typique de ces atrophies, dans la cirrhose de Laënnec. Là, nous voyons le foie après une période d'hypertrophie (agrandissement) diminuer de volume et entrer dans sa période d'atrophie (amoindrissement). Mais à quoi tient ici l'amoindrissement du volume de l'organe? A la transformation de l'infiltration cellulaire de la période hypertrophique de la maladie en un tissu fibreux qui se rétracte.

Ce n'est donc pas une atrophie dans le sens strict du mot, c'est une rétraction fibreuse, une sorte de cicatrisation.

Est-ce que les choses se passent primitivement ainsi dans l'ozène?

Les examens histologiques, que nous avons rapporté plus haut, démontrent clairement l'existence de phénomènes d'une inflammation chronique de la muqueuse. Mais cette inflammation n'a rien de caractéristique pour l'ozène atrophiant, ce n'est qu'une inflammation secondaire, causée et entretenue par une irritation chronique, provenant de la sécrétion vicieuse. Pourrait-elle être invoquée pour expliquer la nature de l'atrophie ozéneuse? A elle seule elle ne suffit pas. Car alors comment expliquer les caractères parfois tout spéciaux de cette atrophie? D'abord il n'est point fréquent de voir une atrophie inflammatoire aller si loin que l'organe enflammé disparaisse, se résorbe pour ainsi dire. Puis nous connaissons des examens histologiques (Schestakow Thèse) où toute trace d'inflammation a manqué, où la muqueuse de Schneider était peu modifiée ou presque intacte. Enfin les cas où « l'atrophie de l'os l'emporte sur celle de la muqueuse » qui est pourtant le foyer d'inflammation, comment les expliquer par l'atrophie inflammatoire?

Nous voyons que la théorie inflammatoire à elle seule ne suffit pas à expliquer l'atrophie, et que nous avons besoin de recourir à l'atrophie nerveuse.

Admettre l'une à l'encontre de l'autre est impossible, car par le cercle vicieux qui règne en maître dans la pathologie, l'atrophie inflammatoire s'associe à l'atrophie nerveuse.

En acceptant cette théorie nerveuse de la maladie nous pouvons donner l'explication de quelques points obscurs et de quelques controverses dans l'étude de l'ozène atrophiant. D'abord la vieille controverse sur une période hypertrophique précédant la période atrophique y trouve une solution toute naturelle. L'hypertrophie ne forme point une période spéciale de la maladie, elle est un accident causé par l'inflammation secondaire.

Comment débute la maladie? Nous pouvons admettre que pendant une certaine période (peut-être depuis la naissance) le futur ozéneux produit une sécrétion vicieuse qui le force à moucher beaucoup, « de l'humeur d'abord, comme disent les malades », et « des croûtes plus tard ». Au commencement tant que la sensibilité de la muqueuse est encore vive, la sécrétion est vite chassée des fosses nasales, les malades mouchent beaucoup. Plus tard la sensibilité de la muqueuse s'émousse contre un reflexe trop souvent sollicité, la sécrétion a le temps de séjourner jusqu'à la formation des croûtes. Ces périodes échappent à l'observation du médecin.

Le malade ne s'occupe pas de son nez ou il se croit simplement atteint d'un rhume. Mais tôt ou tard apparaîtra un symptôme, qui amènera le malade vers le médecin ; quand le médecin voit le malade il est presque toujours ozéneux. Comment donc naît l'ozène ?

Certes nous ne pouvons plus admettre que la sécrétion sente déjà mauvais au moment de sa formation comme l'ont prétendu certains auteurs (Trousseau, Falb, Fournié, Jurasz, d'après Schestakow). Nous ne pouvons pas admettre non plus que la sécrétion sente mauvais parce qu'elle stagne, et qu'elle se décompose. Car pourquoi toutes les croûtes stagnantes ne sentent-elles pas mauvais ? Si encore l'intensité de l'odeur affectait un rapport constant avec la quantité des sécrétions accumulées !

Mais d'après Ruault ce rapport n'existe pas, ni avec la quantité de ces croûtes, ni avec leur séjour dans les fosses nasales. Les raisons sont donc ailleurs, et ces raisons nous croyons les avoir trouvées : 1° Dans la constitution chimique spéciale de la sécrétion dans l'ozène atrophiant ; 2° dans l'action des bacilles. Ainsi que Frankel l'a déjà dit, l'odeur dépend de l'action combinée de ces deux causes. Les expériences dont nous avons parlé plus haut démontrent quel'action des bacilles ne suffit pas à elle seule à provoquer l'odeur ozéneuse.

Dans le mucus que nous avons obtenu par irritation de la pituitaire ozéneuse il y avait évidemment tous les bacilles, mais la sécrétion n'était pas la sécrétion naturelle de l'ozène atrophiant et nous avons vu que l'odeur ne s'est pas produite dans ce mucus quoique les bacilles aient trouvé moyen de s'y développer. Nous verrons plus tard que cette explication du rôle des micro-organismes dans l'ozène atrophiant concorde avec nos résultats obtenus dans la sérothérapue.

En nous résumant nous croyons pouvoir dire, que le point de départ de l'ozène atrophiant est un trouble nerveux, qui provoque une sécrétion vicieuse et une atrophie. La sécrétion vicieuse amène comme complication une rhinite chronique. Sur le terrain détérioré par ces causes inflammatoires et trophiques les bacilles (bacillus mucosus d'Abel-Löwenberg, bacille pseudodiphtérique de Belfanti, della Vedova, peut être d'autres bacilles de Gradenigo-Pes), s'établissent et se développent et provoquent la fétidité de la sécrétion.

TRAITEMENT DE L'OZÈNE

La tristesse du pronostic de l'ozène atrophiant résultait de son incurabilité. D'après la pathogénie à laquelle nous avons déclaré adhérer nous ne pouvions pas voir dans la sérothérapie une médication causale contre l'ozène atrophiant.

Mais comme en thérapeutique, il ne faut jamais désespérer et comme les théories les mieux développées peuvent être battues en brèche par des expériences et des faits entrepris à l'envers de toute théorie, nous avons essayé dans le service de notre maître, le traitement préconisé par Belfanti, della Vedova, Gradenigo. Quoique le temps d'observations n'ait atteint que trois mois, nous croyons faire œuvre utile en publiant les expériences que nous avons faites dans cette voie de traitement. Mais il nous semble nécessaire pour avoir une base de comparaison, de montrer d'abord où nous en sommes avec la méthode de traitement jusqu'ici préconisée.

Le traitement chirurgical conseillé par Volkmann, repris après lui par Rouge est complètement délaissé aujourd'hui. En effet l'abrasion de la muqueuse, le curetage de la pituitaire n'ont pas donné les résultats qu'on était en droit de lui demander, vu la gravité de l'opération causée par l'hémorrhagie, la douleur, la difficulté de désinfecter cette région voisine des méninges.

Nous ne croyons pas nécessaire d'entrer encore une fois dans les idées de Grünwald. Si l'on découvre des végétations adenoïdes ou des sinusites chez un ozéneux on fera certainement les opérations nécessaires qui seront toujours d'un bon effet, quoiqu'elles ne touchent en rien la maladie même.

Le traitement généralement employé est tout au plus un traitement palliatif et n'a pour but que de débarrasser le nez de ses croûtes. On se propose d'empêcher la punaisie par ce procédé et de régulariser la respiration qui par le fait d'entassement des croûtes devient gênée.

Les procédés de choix sont l'irrigation et le seringage. Nous nous sommes convaincus que dans beaucoup de cas, ces simples procédés suffisent et que le malade est content d'être débarrassé au prix de deux ou quelquefois (mais rarement) de trois irrigations par jour, d'une infirmité repoussante.

On a fait des reproches à ces méthodes, et surtout à l'irrigation, qui provoquerait des otites. De tous ces reproches on ne doit pas tenir grand compte, vu les très réels avantages de ces procédés. Mais il y a des cas où ces procédés ne suffisent pas, où la fétidité ne peut être vaincue par des irrigations, avec des solutions antiseptiques même plusieurs fois répétées et ou surtout les phénomènes reflexes sont une source continuelle de troubles nerveux. Dans ces cas on se demande, ce qu'on peut attendre de traitements curatifs?

On a conseillé, partant de l'idée d'une rhinite infectieuse : 1° Les grands lavages d'eau (100 litres) salée, mentholée, thymolée comme dans les cas d'uréthrite. Les résultats n'ont été nullement favorables ; 2° Les insufflations avec des poudres antiseptiques (qui peut-être font plus de mal que de bien, surtout si elles se déposent dans le cavum où elles augmentent les sensations désagréables de pharingite) ; 3° Les pulvérisations avec des solutions de sozoïadol et de zinc, ou avec de la vaseline liquide, ont été également infructueuses. Toutes ces médiations ne frappent pas le mal, mais un symptôme, la fétidité, et en ceci elles sont encores inférieures à deux autres que nous avons réservées pour terminer cette cure symptomatique.

Toutes les fois, que le médecin, pour une raison ou une autre, voudra combattre la fétidité vite et radicalement, il s'adressera à la liqueur de Schaffer ou au Menthol. Le liquide de Schaffer (deux cuillerées à café d'une solution d'acéto-tartrate d'alumine à 50 0/0 dans 1 litre d'eau) a presque une action spécifique contre l'ozène, mais une action certainement nuisible sur la muqueuse et ne devrait être employé qu'exceptionnellement. Moins actifs, mais aussi moins dangereux sont les badigeonnages à l'huile mentholée à 10 0/0.

Les badigeonnages nous mènent maintenant à parler d'un traitement qui a été autant vanté par ses partisans qu'attaqué par ses adversaires : *Le Massage vibratoire de la muqueuse du nez.*

Nous ne voulons pas relever ici tout ce qui a été dit

pour et contre cette méthode ; on trouvera dans le livre de Garnault un résumé de tout ce qui a été écrit sur la méthode promulgué par l'Autrichien Braun. Nous voulons simplement relater nos propres expériences.

Nous avons essayé le massage sur cinq malades avec un effet qui a beaucoup satisfait nos malades. Avant de masser nous avons introduit dans les méats de petits tampons de ouate que nous avons laissés sur place pendant une heure environ.

Par ces tampons nous avons exercé une irritation assez énergique sur la muqueuse qui avait le double effet de faciliter le nettoyage de croûtes des fosses nasales et de seconder le massage par la provocation d'une hyperémie de la muqueuse. Nous avons massé régulièrement à l'aide du spéculum en commençant par le cornet moyen, la cloison et le cornet inférieur et enfin le plancher à l'aide de tampons de ouate sec montés sur des tiges droites. Le massage durait plusieurs minutes et était assez bien supporté au commencement. Les malades se plaignaient de douleurs dans les dents, dans les yeux, mais qui n'étaient ni très longues ni très intenses. Après dix à quinze jours de ce traitement la sensibilité s'éveillait surtout dans la région du cornet moyen et du plancher. La muqueuse devenait turgescente, facilement saignante, la sécrétion était toujours augmentée, la mauvaise odeur diminuait. Mais tous ces effets ne se maintenaient pas vingt-quatre heures et tous les matins nous avions le terrain perdu à regagner. Peut-être aurions-nous obtenu des résultats très réels en persévérant dans cette voie, mais nous trouvions ce traitement si fatigant pour le médecin et pour le malade que nous avons renoncé à continuer, surtout que nous entreprîmes la sérothérapie dont nous attendions des effets plus sûrs, plus rapides et moins fatigants.

Nous croyons que le massage vibratoire restera toujours un procédé d'exception, impraticable sur la plupart des malades et surtout dans les hôpitaux. Car, en effet, le massage, pour être efficace, devrait être répété plusieurs fois dans la journée pour entretenir cet état d'hyperhémie active qu'il provoque, et qui par les meilleures conditions de nutrition qu'il crée à la suite de la circulation ravivée, provoque ses effets salutaires.

Dans ces dernières années on a prôné de divers côtés une méthode sur laquelle nous n'avons pas d'expérience personnelle suffisante, ne l'ayant jamais vu pratiquer. La méthode du Dr Cheval de guérir l'ozène dans une proportion de 91 0/0 par une seule séance d'électrolyse, mériterait certainement d'être essayée dans un nombre de cas plus grand qu'on n'a fait jusqu'à présent. Malheureusement cette méthode n'est pas sans danger, et si jeune qu'elle soit elle a déjà sur son compte un accident mortel.

Tel est l'arsenal thérapeutique de l'ozène ; il est plus riche qu'actif. Le résultat de ce traitement est parfaitement exprimé par ce passage que nous empruntons à M. Lermoyez : « A un ozéneux qui vient nous consulter voici ce qu'il faut dire franchement : je ne puis vous guérir radicalement. Mais je puis, par un traitement simple et non douloureux, vous délivrer en quelques jours de l'odeur qui vous incommode, et faire que nul ne s'a perçoive de votre infirmité; ce seront des soins de propreté journaliers de votre nez que vous aurez à prendre comme vous en prenez pour vos dents, pour vos mains. Tant durera le traitement, tant durera la guérison.

SÉROTHÉRAPIE

Nous en étions là dans la science de guérir l'ozène lorsque, en mars dernier, nous reçûmes d'Italie la nouvelle que la sérothérapie l'enfant prodigue de la thérapeutique, avait fait des merveilles dans le traitement de l'ozène. Belfanti et Della Vedova, auxquels s'associait le professeur Gradenigo, se basant sur leurs recherches bactériologiques annonçaient avoir guéri des cas d'ozène atrophiant par l'injection sous-cutanée de sérum anti-diphtérique. Ce que nous avons appris sur les expériences faites par ce traitement se résume en ceci :

Belfanti et della Vedova dans une communication à l'Académie de Turin et dans l'*Archive ital. di otol*, 1896 fac. 2, rendent compte de leurs résultats sur 32 malades ozéneux typiques, qu'ils ont soignés par des injections de sérum anti-diphtérique. Ils ont obtenu la guérison plus ou moins définitive, ou un état voisin de la guérison en ce sens, que l'odeur et les croûtes ont disparu sur 16 cas ; sur les autres 16 cas ils ont obtenu une amélioration notable. Le nombre des injections de sérum anti-diphtérique varia de 6 à 30, espacées sur un temps de 4 à 10 semaines. Les médecins italiens n'ont pas observé des troubles graves sur leurs malades, mais, très fréquemment, des œdèmes aux points des injections, des exanthèmes ; ils ne disent rien sur l'albuminerie.

Gradenigo (Annales l.-c.) a soigné 24 cas, dont 2 peuvent être considérés comme guéris, 0 comme très améliorés et 5 comme légèrement améliorés ; dans 7 autres il a dû suspendre le traitement après quelques injections. Des 2 cas guéris, l'un fût soigné 110 jours et reçut à peu près 280 centimètres cubes de sérum en 27 injections, l'autre fut traité durant 73 jours et reçut 260 centimètres cubes en 24 injections.

Gradenigo se demande avec beaucoup de justesse, si cette guérison sera temporaire ou définitive. Les caractères cliniques de ces 2 cas de guérison consistent en ce que la secrétion est réduite à de faibles proportions, les croûtes ne se forment plus et la muqueuse a un aspect humide velouté.

Nous nous arrêtons ici un instant, pour constater qu'il n'y avait pas disparition complète de secrétion. Gradenigo ne nous dit pas, si ses malades avaient essayé les lavages du nez avant d'être soumis au traitement ; il nous dit seulement qu'en abolissant tout traitement local chez ses malades, il les autorisait à pratiquer des lavages de simple propreté. Or, nous savons que ces lavages régulièrement faits, suffisent dans quelques cas pour simuler la guérison.

Gradenigo ne croit pas que l'amélioration soit uniquement en rapport avec la dose du sérum injecté et la durée du traitement, puisque les chiffres varient de 15 gr. à 270 gr. et de 10 à 116 jours. Gradenigo a observé, à côté des accidents légers dont parlent Belfanti et Vedova, des tâches cutanées hémorrhagiques qui le forcèrent par leur gravité à suspendre le traitement. Il n'avait jamais rencontré des troubles rénaux.

Arslan et Cattarina publient un court mémoire sur la sérothérapie de l'ozène : *in Archiv. ital. di osol. facs.* 3 1896, p. 331. Il ont expérimenté sur 4 malades pendant 60 jours. La dose maximum de serum injecté a été de 180 centimètres cubes, la dose minimum 100 centimètres cubes. Les résultats favorables que ces observateurs ont obtenu au commencement de leurs injections se dissipèrent bien vite et toutes les améliorations flatteuses ne tardèrent pas à disparaître une à une et les patients s'enretournèrent dans le même état qu'auparavant.

Dans le même numéro des Archives, Vedova publie l'observation fort incomplète de 7 nouveaux cas, dont 2 ont été guéris, 3 notablement améliorés et 2 légèrement. Dans les cas guéris les fonctions de la muqueuse sont devenus presque physiologiques. Dans ces deux cas il a injecté 180 centimètres cubes et 270 centimètres cubes de sérum.

En résumant les résultats obtenus jusqu'ici par les observateurs italiens sur 67 cas, (les expériences n'ont pas été contrôlées nulle part ailleurs) nous ne trouvons aucun cas de guérison absolue, sûrement démontrée. Tout au plus a-t-on obtenu des améliorations notables ; dans quelques cas les améliorations ont été passagères et quelques cas rares sont restés réfractaires à ce traitement.

Quoique notre conception pathogénique de l'ozène atrophiant diffère de celle des observateurs italiens nous avons essayé la nouvelle méthode, estimant qu'en thérapentique les raisonnements les mieux fondés ne tiennent pas devant la logique des faits. Sur les trente malades atteints d'ozène atrophiant que nous avons observés nous n'avons traité d'après la nouvelle méthode que sept cas qui étaient choisis dans des buts instructifs spéciaux que nous ferons ressortir au cours des observations que nous faisons suivre.

Observation VII

Emilienne A.., 15 ans 1/2, chocolatière. Père atteint d'ozène; une sœur a été en traitement à Lariboisière pour « rhinite atrophique » A... n'a jamais été malade. Elle a toujours beaucoup mouché, même quand elle était toute petite, ainsi que nous le dit sa mère. Elle est absolument affirmative sur ce point que la mauvaise odeur a commencé en été il y a environ six mois, sans aucune cause manifeste.

La malade ne sent pas les odeurs. Comme troubles reflexes, elle ne se plaint que de céphalées assez rares, de bouffées de chaleur qui lui viennent plusieurs fois dans la journée. Elle n'a pas encore suivi de traitement.

A l'examen fait le 6 Décembre nous trouvons une jeune fille robuste, dont les autres organes sont en état physiologique. A l'iris gauche colobome. Denture en bon état. Aucun signe de syphilis héréditaire. Pas d'albuminurie. Nez pointu, plutôt mince que large. Fosses nasales très élargies; des cornets inférieurs, il ne reste que de petits bourrelets de deux côtés. Les cornets moyens sont hypertrophiés, touchent la cloison. A gauche dédoublement anormal du cornet moyen. Sur le plancher et dans toute la partie postérieure de la fosse nasale gauche des croûtes, qui, enlevées laissent apparaître une muqueuse mince, rouge. L'odeur est typique, repoussante rendant l'examen pénible. A la rhinoscopie postérieure le cavum rempli de croûtes. Le pharynx et le larynx normaux.

Nous commençons nos injections le 6 décembre par une dose de 8 centimètres cubes de sérum de Behring dans l'abdomen. Nous faisons faire par jour deux irrigations d'un litre d'eau salée chacune (siphon Weber). La malade étant internée dans le service de Gouguenheim (salle Aran) nous avons pu suivre pas à pas les modifications produites par nos injections, que nous répétions à la dose de 10 centimètres cubes encore cinq fois par intervalles de deux à trois jours. Le 11 décembre la surveillante pouvait placer la malade du lit d'isolement où elle était tenue à cause de sa punaisie dans le rang des autres malades. La disparition de l'odeur a tellement contenté la mère de la malade qu'elle nous l'a reprise après la sixième injection.

A la sortie l'état du nez était le suivant : Les croûtes avaient complètement disparu des fosses nasales, mais étaient en masses tassées dans le cavum. Muqueuse du nez turgescente et saignante à l'introduction du spéculum. Pas de punaisie.

Nous pouvons mettre ici le nettoyage des fosses nasales sur le compte des irrigations. La disparition de l'odeur dépend d'autre chose que du nettoyage car nous voyons le cavum rempli de croûtes.

Observation VII

Stéphanie H..., 16 ans, bonne d'enfants.

Les antécédents héréditaires sont négatifs ; dans ses antécédents personnels nous ne relevons qu'une fièvre typhoïde dans son enfance. Elle ne peut pas nous renseigner sur sa maladie parce qu'elle n'en souffre pas. Elle n'a pas beaucoup mouché, elle n'avait pas d'épistaxis. Depuis quelques mois son patron (médecin) remarque la mauvaise odeur et il la soigne par un traitement local d'abord, puis par des irrigations nasales à la créoline qu'elle fait plusieurs fois dans la journée sans que l'odeur disparaisse.

Enfin à cause de l'odeur insupportable elle est amenée et reçue salle Aran le 18 Novembre. Nous ne trouvons rien d'anormal à l'examen général. Celui du nez nous montre un cas typique d'ozène. Nez camard, racine du nez entrant sous le frontal, pointe du nez en l'air. Du nez s'écoule du mucopus d'une odeur repoussante, pas de croûtes.

Après nettoyage des fosses nasales nous trouvons à gauche le cornet inférieur atrophié ne formant qu'un mince bourrelet, cornet moyen en voie d'atrophie laissant une large place entre son bord interne et la cloison. La muqueuse rouge, mince. A droite l'état est presque le même, peut-être le cornet inférieur est-il moins atrophié. Cavité buccale rien d'anormal, les dents en bon état, le pharynx et le cavum ne semblent pas malades. Les cordes sont épaisses, injectées, comme collées dans leur partie antérieure. La voix n'est pas rauque. Nous instituons de suite le traitement spécial auquel nous ajoutons deux lavages par jour avec de l'eau (siphon Weber). Les injections de 10 centimètres cubes de sérum anti-diphtérique chacune sont faites alternativement dans le dos et l'abdomen dans l'espace de deux jours chacune.

Le 27 Novembre l'odeur avait disparu à la grande et agréable surprise du personnel de service. La sécrétion ne semble pas avoir diminué, on voit des croûtes d'un aspect grisâtre dans les fosses nasales. Tuméfaction de la muqueuse dans toute son étendue (peu remarquable sur la cloison), à gauche quelques points d'hémorrhagie.

La tuméfaction du cornet inferieur était telle à droite qu'elle nous permit d'enlever une partie suffisante pour en faire des coupes pour nos recherches bactériologiques.

2 Décembre. — De croutes grises, dures, qui tapissent les méats et se moulent sur le cornet moyen. Les croûtes enlevées facilement avec une pince sentent l'odeur fade de pus.

6 Décembre. — H... quitte l'hôpital dans l'état suivant :

Etat général comme auparavant. Les fosses nasales remplies de croûtes sans odeur. La muqueuse saigne facilement (à l'introduction du spéculum).

Elle ne fait qu'une seule irrigation par jour et promet de revenir si l'odeur, la seule chose qui la préoccupe, réapparaît. La durée du traitement était de 18 jours. La dose totale du sérum injecté était de 70 centimètres environ.

L'intérêt de cette observation consiste en ce que l'odeur qui résistait aux différents traitements, et surtout aux lavages antiseptiques répétés, a si vite cédé aux injections. Pendant le traitement, la muqueuse d'atrophiée qu'elle était, était devenue si turgescente qu'elle nous permit l'ablation d'une assez belle portion. Enfin la malade ne ressentait aucun inconvénient des injections pas même une douleur survivant à la piqûre.

Observation VIII

Julienne M..., brodeuse, 28 ans. Rien qui nous puisse intéresser dans les antécédents de sa famille. Notre malade prétend avoir toujours été bien portante sauf des « enrhuments ». Elle a toujours beaucoup mouché, et depuis longtemps elle mouche des croûtes qui ne sentent pas mauvais.

Elle est toute étonnée de se voir questionnée à propos de son nez. Elle est venue consulter pour l'extinction de sa voix, qui lui est arrivée à la suite d'un refroidissement, il y a dix jours.

Elle avait eu déjà plusieurs fois des laryngites mais sa voix n'était jamais si éteinte que cette fois-ci. Jusqu'à présent elle n'a suivi aucun traitement.

Examen du 30 Septembre : Etat général bon, tous les organes normaux, pas d'albuminurie, pas de céphalées, anosmie complète.

Sur les cornets et la cloison, des croûtes grisâtres ; la muqueuse est atrophiée, les fosses nasales très élargies dans le cavum du mucopus, mais pas de croûtes sèches. Pharyngite sèche très développée. Dans le larynx des bandelettes ventriculaires, gonflées dans leurs parties antérieures et couvrant la partie sous-jacente des cordes ; les cartilages arytenoïdes normaux mais baignant dans du pus. Les cordes vocales recouvertes d'un mucopus gris, épais, adhérent aux cordes et empêchant la juxtaposition des cordes.

La malade est reçue dans le service. (Salle Aran). Traitement : Irrigations nasales avec de l'eau salée deux fois par jour, injections du sérum antidiphtérique 10 centimètres cubes tous les deux jours.

Pas de traitement local du larynx.

13 Octobre. — Les cornets inférieurs de deux côtés montrent quelques points d'epistaxis. Muqueuse légèrement tuméfiée. Larynx et rhinopharynx état idem.

Le 18 Octobre. — La pituitaire semble être tuméfiée. Sur les cornets inférieurs nouvelles traces d'épistaxis. La voix devient plus claire. Dans le larynx pas de mucosité, état du rhino-pharynx idem.

22 Octobre. — Température 38°, sans cause appréciable (pas de coprostase !), croûtes dans les fosses nasales. Ozène à peine remarquable.

27 Octobre. — Le nez saigne spontanément (quelques gouttes), et saigne surtout à la rhinoscopie.

3 Novembre. — La malade sort de l'hôpital pour reprendre son travail. La voix est toujours rauque. Le larynx absolument libre, le gonflement des bandelettes a disparu, les cordes vocales grises nacrées ne se touchent pas.

Depuis le 5 novembre jusqu'au 10 novembre, la malade revient régulièrement trois fois par semaine pour se faire piquer, sans qu'aucun changement ne survienne dans l'état rhinolaryngien.

Le 10 Novembre. — Nous cessons les piqûres pendant une semaine.

Le 27 Novembre. — Nous trouvons la pituitaire gonflée, revêtue, par places, de mucus gris très mince. Dans le cavum nous trouvons du mucopus. Le larynx absolument libre de pus, mais les cordes ne se touchant pas sur 2/3 de leur partie postérieure, le cartilage arytenoïde gauche un peu derrière son congénère. Les injections de sérum sont reprises mais seulement deux fois par semaines.

Le 27 décembre. — La malade est contente des effets obtenus. Elle mouche beaucoup plus facilement qu'avant le traitement et sent un dégagement dans la région frontale. La voix est devenue telle qu'elle était. A l'examen on voit : Muqueuse du nez tuméfiée rouge, par place recouverte de mucopus grisâtre. Dans le cavum traces de mucopus. Les cordes se touchent presque complètement.

La durée du traitement a été ici de trois mois, la dose de sérum injecté a été à peu près de 280 centimètres cubes. A part une légère élévation de température la malade ne subit aucun effet non intenté.

Cette observation est intéressante sur plusieurs points de vue. Nous voyons d'abord une dose colossale de sérum anti-diphtérique supportée sans inconvénients.

Quant à l'action recherchée tout s'est borné à une congestion du rhinopharyx qui avait sous sa dépendance l'épistaxis répété, la fluidification et le détachement plus facile des croûtes.

La mauvaise odeur était si insignifiante que les lavages qui ont été pratiqués régulièrement en eurent facilement raison.

De quelle nature était la laryngite de notre malade ? Nous nous expliquons cette laryngite par le traumatisme répété que la chute du mucopus du cavum produisait sur le larynx. Le larynx gagne enfin une tolérance envers ce corps étranger et lui permet de s'accumuler de façon à nous simuler une laryngite ozéneuse. La disparition de cette laryngite à la suite du traitement s'explique facilement par l'action des lavages, qui empêchaient la sécrétion du cavum de tomber dans le larynx. Mais alors tombe du même coup l'idée d'une propagation du processus ozéneux sur le larynx et cette laryngite est une laryngite traumatique et non une laryngite ozéneuse.

Nous croyons qu'on peut appliquer cette explication à toutes les laryngites ozéneuses.

Observation IX

Marie E..., 22 ans, coupeuse en chaussures. Antécédents familiaux négatifs. La malade avait la rougeole à l'âge de 5 ans, à la suite de laquelle elle avait souvent des rhumes de cerveau. Elle mouchait beaucoup de croûtes qui sentaient fort mauvais. Au commencement de sa maladie elle saignait souvent du nez. Depuis 5 mois, elle suit à Lariboisière un traitement local (badigeonnage au salol camphré) et fait deux lavages par jour avec le siphon Weber. Elle se plaint surtout de l'obstruction de son nez, d'un besoin fréquent de râcler et d'une mauvaise odeur qu'elle sent elle-même.

Examen du 4 Septembre : Tous les organes se montrent à l'examen clinique absolument normaux. Quant aux troubles fonctionnels, nous apprenons que la malade ne se nourrit que de lait, de pain et de quelques pommes de terre ayant une aversion contre toute autre nourriture. Depuis un mois environ elle a tous les jours une attaque hystéro-épileptique qui auparavant ne venait que deux ou trois fois par semaine. Elle met cette fréquence sur le compte de sa faiblesse résultant de son anorexie.

Le nez à gauche se montre à l'état normal, seulement la muqueuse est uniformément pâle, comme toutes les muqueuses de la malade. Petite crête de la cloison à gauche. A droite le cornet inférieur a presque complètement disparu. Le corne moyen est hypertrophié, touchant par son bord interne la cloison. En dirigeant le spéculum directement en haut on voit le cornet supérieur. Ces deux cornets sont couverts de croûtes très adhérentes, difficiles à détacher, d'une couleur gris jaunâtre comme saupoudrée avec des cristaux luisants.

Cloison également recouverte de pareilles croûtes ainsi que le plancher. Après détachement de ces croûtes on voit la muqueuse rouge veloutée, par places comme rongée. Nous ne pouvions pas constater de la punaisie véritable. Dents rachitiques (grosses, larges, fendillées, striées) en très mauvais état. Le pharynx couvert de mucus très adhérent, la muqueuse mince, lisse et pâle. Dans le rhino-pharynx des croûtes en masse à droite, mais aussi à gauche. Larynx normal, cordes se fermant sur toute la ligne.

Nous conseillons de continuer les lavages par le siphon Weber et essayons sur la malade comme traitement le massage vibratoire du nez et du pharynx par voie nasale. Nous pouvons constater une amélioration car les croûtes diminuent, mais les symptômes pénibles de pharyngite continuent ainsi que les attaques hystro-épileptiques qui maintenant suivent immédiatement la séance de vibration. Contre l'anorexie nous conseillons 30 centigammes de créosote par jour en solution vinoglycéreuse. Du 20 septembre jusqu'au 9 octobre la malade se porte relativement bien, n'a pas d'attaque, l'appétit renait. Le 9 octobre, la malade a une attaque d'un quart d'heure qui revient avec l'inapétence. Nous nous décidons enfin le 3 novembre à remplacer le massage vibratoire par la sérothérapie. L'état du nez est à peu près le même que le 4 septembre. La dose est pour chaque fois 10 centimètres cubes injectés sous la peau de l'abdomen, trois fois par semaine.

13 Novembre. — Trace d'albumine dans les urines. Eruption scarlatiforme sur les avant-bras et les jambes. Les attaques hystéro-épileptiques comme avortées. Les injections sont cessées. Régime lacté, repos au lit.

Le 16 novembre. — L'albumine a disparu, mais l'érythème se maintient aux jambes.

20 novembre. — Les injections sont reprises. La malade sent légèrement mauvais au moment de ses époques.

4 décembre. — Après un mois de traitement, point de changement dans l'aspect du nez. Pas de fluidification de la sécrétion. Les attaques recommencent, mais bien moins souvent : l'anorexie continue.

11 décembre. — Etat du nez stationnaire. Douleurs dans les poignets et les genoux, seulement le matin, après quelques mouvements, les douleurs s'améliorent jusqu'à ne laisser qu'une certaine gêne. L'appétit et l'état général sont depuis une semaine satisfaisants.

14 décembre. — Paralysie des deux cordes vocales avec aphonie. Cette paralysie nous semble être de nature hystérique,

parce qu'elle s'est développée subitement (sans causes psychiques !) sur un terrain hystérique, et parce qu'elle n'est pas accompagnée de signes catarrhaux. Injections de sérum continuées. Galvanisation intra-laryngienne des cordes.

23 décembre. — Attaque hystéro-épileptique d'une durée de 20 minutes.

28 décembre. — La malade prétend que les croûtes se détachent plus facilement. A l'inspection, on trouve l'état de la muqueuse point changé. La paralysie des cordes continue. La malade est soumise au traitement par la suggestion hypnotique. La sérothérapie a été employée ici pendant deux mois dans la dose de 160 centimètres cubes de sérum anti-diphtérique.

Nous avons là un cas qui, d'après l'examen clinique et bactériologique continué pendant à peu près quatre mois, s'est caractérisé comme ozène atrophiant unilatéral, indépendant d'une sinusite.

Sur ce cas, nous avions l'occasion d'employer successivement le massage vibratoire et la sérothérapie pour atteindre le but principal : la disparition des croûtes.

Pendant le traitement par le massage vibratoire la quantité des croûtes était moindre dans les fosses nasales, mais il n'est pas prouvé que la production en fut amoindrie, car le nettoyage mécanique suffit à l'explication de cette amélioration apparente. Pendant la sérothérapie la quantité des croûtes était toujours abondante, mais elles se détachaient beaucoup plus facilement. Quoiqu'il en soit de ces deux traitements aucun n'a amené une amélioration incontestable. Mais nous croyons pas nous abuser si nous mettons l'amélioration incontestable de l'état général sur le compte du sérum. Or, comme résultat nous n'avons pas obtenu sur ce cas d'action curative locale.

Observation X

Andréa S.., 14 ans 1/2, giletière. Patiente très au courant du questionnaire de l'ozène, ayant fait le tour de cliniques des spécialistes. Elle nous apprend que dans sa famille aucun cas de rhinite atrophique n'est connu, et qu'elle n'avait point eu l'occasion d'attraper la maladie, ne connaissant aucun ozéneux ni morveux. Elle se rappelle avoir toujours beaucoup mouché de l'humeur, puis des croûtes qui ne sentaient pas mauvais. La punaisie ne date que de deux ans 1/2 et s'est déclarée sans cause spéciale, sans que la malade s'en aperçut.

La malade a presque tout essayé contre l'ozène, et finalement s'est arrêtée aux simples lavages d'eau salée répétés trois ou quatre fois par jour sans pouvoir vaincre la mauvaise odeur. Elle est venue consulter uniquement dans ce but, n'étant pas gênée autrement par sa maladie.

Examen 1er Octobre: Forte fille paraissant beaucoup plus âgée qu'elle n'est ; tous les organes normaux. Dans le nez croûtes et mucopus en abondance. A gauche l'atrophie du cornet inférieur semble avoir frappé plutôt l'os que la muqueuse, car celle-ci pend du cornet manifestement atrophié, comme si elle formait un *revêtement* trop large Cornet moyen en voie d'atrophie, muqueuse mince enduite d'une couche grisâtre. A droite à peu près, même état avec atrophie plus avancée. Dans le cavum une masse épaisse de mucopus. Pharyngite sèche à peine prononcée. Le larynx est normal. Le raitement consiste en irrigations nasales et injections de sérum antidiphtérique, la dose de 10 centimètres est répétée tous les deux jours.

A la suite des injections la muqueuse est devenue tuméfiée, Depuis le 16 décembre, où la muqueuse du cornet inférieur a été curetée pour l'examen bactériologique, le tamponnement de la fosse nasale gauche à la gaze idoformée a dû être continué à cause de l'hémorrhagie. Les lavages sont suspendus depuis ce temps ; pas de mauvaise odeur.

Etat actuel 29 Décembre : Toute la muqueuse gonflée, rouge. Sécrétion abondante de mucopus. Pas d'odeur: la malade ne fait qu'une seule irrigation.

Durée du traitement 26 jours.

Dose du sérum injecté à peu près 100 centimètres cubes. Les piqûres n'ont pas eu d'accidents fâcheux. Le résultat obtenu contenterait la malade, qui ne demande qu'à être débarassée de sa punaisie, si le bon effet restait définitif, car elle est devenue sceptique, s'étant toujours trouvé mieux à chaque nouveau traitement.

Observation XI

Marie L..., 36 ans. Père atteint d'ozène.

Antécédents personnels, négatifs, à part d'une congestion pulmonaire il y a 2 ans. Mouche beaucoup depuis longtemps, mauvaise odeur survenue depuis 2 ans, ainsi que la raucité de sa voix.

Examen. — 16 Novembre. — Tous les organes normaux. Le nez est long et mince. L'atrophie des cornets très manifeste. La muqueuse apparaît rouge une fois l'enduit grisâtre enlevé, qui couvre les cornets comme d'un voile. Par la rhinoscopie antérieure on voit la partie profonde du cavum, la trompe d'Eustache. Dans le cavum, à la rhinoscopie postérieure, des croûtes et du mucopus sont visibles. La muqueuse du pharynx est mince, lisse. Les cordes vocales ne se touchent pas. Pas de mucosité dans le larynx. Le traitement établi consiste en des injections de sérum anti-diphtérique dans la dose de 10 centimètres cubes, répétéestrois fois par semaine. *Pas d'irrigations nasales.*

2 Décembre. — Tuméfaction non douloureuse de tous les ganglions superficiels. Lemangeaison surtout autour des points d'injection. Pas d'albuminurie. Etat du nez sans changement.

11 décembre. — Ganglions disparus.

14 décembre. — La mauvaise odeur n'est constatée par la malade que, le matin, le reste de la journée elle ne sent pas mauvais.

28 Décembre. — La malade ne sent plus mauvais du tout. Muqueuse du nez tuméfiée. Dans l'aspect de la sécrétion point de différence.

La durée du traitement est de 46 jours.

La dose injectée totale est de près de 100 centimètres cubes.

A part la tuméfaction des ganglions et de la démangeaison, pas d'autres accidents. Ici tout le traitement a consisté en des injections de sérum anti-diphtérique. Les lavages à l'eau n'ont jamais été faits. Donc la disparition de l'odeur est évidement l'effet de ces injection. L'état du nez, à part la tuméfaction ainsi que la quantité de la sécrétion ne semblent pas avoir changé.

Observation XII

Emilienne D..., 12 ans. Ses parents ne sont pas ozéneux. L'ozène chez notre malade dure depuis 8 ans. Sa mère n'a pas gardé de détails sur le commencement de la maladie de sa fille. Depuis un an la punaisie avait tellement augmenté, qu'elle s'était vue obligée de venir consulter à l'hôpital. C'est à partir du mois d'avril, que les irrigations, conseillées à cette époque, sont faites sans avoir raison de la mauvaise odeur.

Examen du 30 Octobre. — La malade est mal nourrie. L'examen clinique du poumon ne relève rien de suspect. L'atrophie des cornets et de la pituitaire pas très prononcée. Sur le cornet on voit un enduit grisâtre, sans que la sécrétion soit très abondante dans les fosses nasales. Hypertrophie des amygdales Pharyngite granuleuse. Dans le cavum peu de mucopus. Pas de végétations adénoïdes (diagnostic par le toucher). Larynx normal, corde vocale gauche injectée.

Le traitement par le sérum antidiphtérique est commencé le 31 octobre. — La dose est de 5 centimètres cubes.

3 Novembre. — Injection 7 centimètres cubes. Croûtes tapissant les cornets; les muqueuses saignent à leur ablation.

5 Novembre. — Injections 8 centimètres cubes. Croûtes sur les cornets. Ozène; Pas de réaction générale.

7 Novembre. — La mauvaise odeur sensiblement diminuée. Croûtes comme auparavant.

La tuméfaction de la pituitaire n'est pas manifeste.

9 Novembre. — La malade arrive à l'hôpital avec une mine défaite, très affaiblie. Elle raconte qu'elle avait remarqué le matin deux larges taches rouges autour des piqûres.

Après avoir examiné la malade, nous constatons l'absence de toute fièvre. Sur la figure, sur le cou nous voyons un érythème papuleux non confluent; sur les avant-bras un érythème maculo-papuleux, enfin sur l'abdomen autour des deux derniers points d'injection un érythème de la largeur d'une paume de main, luisant et tendu, d'un rouge foncé et causant une sensation pénible de cuisson; les jambes sont uniformément rouges. Les muqueuses accessibles à l'examen point injectées, surtout pas d'enanthème ni au pharynx ni au larynx. Les articulations sont douloureuses. Les urines contiennent une grande quantité d'albumine. Pas de céphalée, pas de vomissements ni diarrhée; cœur régulier, pas de troubles visuels; aucun signe d'urémie. La mère refuse de nous laisser l'enfant à l'hôpital et promet de suivre le traitement conseillé : diète lactée absolue, 50 grammes de lactose dans de l'eau pure, tiède. Repos au lit, dans une chambre chauffée. Nous nous faisons apporter les urines tous les jours.

14 Novembre. — L'éruption a presque entièrement disparu; sur la figure elle est encore visible. La malade demande impérieusement à manger. Le traitement contre la néphrite est continué intégralement.

16 Novembre. — Sa mère toute bouleversée nous raconte que la veille sa fille a été prise brusquement dans son lit d'une paralysie complète du corps tout entier, ne pouvant que très faiblement remuer la tête, mouvement lui causant des douleurs violentes à la nuque. Les mâchoires sont fortement contractées lui permettant très difficilement d'ouvrir la bouche. L'intelligence n'est pas troublée, pas de maux de tête. Dans les urines apportées pas de trace d'albumine. Nous apprennons encore que la malade n'est pas allée à la selle depuis 4 jours. Nous conseillons 30 grammes d'huile de ricin et promettons d'aller voir la malade chez elle.

Nous trouvons donc notre malade et constatons que la plupart de phénomènes avaient disparu. Aussi au lieu d'une paralysie des membres nous trouvons une parésie; plus de douleurs à la nuque, ni de trismus. Les réflexes n'étaient pas augmentés. Cette amélioration est arrivée brusquement après une évacuation stercorale abondante. Nous n'avons même pas besoin de rassurer la malade et la famille sur l'issue heureux de l'accident.

18 novembre. — L'albuminurie n'a pas reparu.

Etat général bon. Régime mixte.

Le rétablissement en très bonne voie.

Nous voulons maintenant examiner la nature des accidents que nous venons d'observer. La première idée qui se présente est celle de l'urémie aiguë. Mais d'une urémie absolument anormale par la brusquerie de son apparition et disparition, par le contraire évident des signes habituels, puisque la malade avait toute sa liberté d'esprit, pas de céphalée, pas de vomissements, etc., et par le fait qu'elle se serait développée juste au moment où la néphrite tendait vers la guérison. Nous croyons donc qu'on expliquerait cet accident plus aisément en admettant l'idée des phénomènes purement hystériques, comme on les voit après les intoxications par le gaz de sulfure de carbone p. e. (Charcot). Alors nous aurions à nous décider entre des phénomènes stercorémiques ou postsérothérapiques. La constipation de quatre jours au moins et la disparition des phénomènes à la suite immédiate de l'évacuation des intestins tendrait à faire croire à la stercoemie.

Pour défendre l'idée que les phénomènes observés sont directement attribuables à l'intoxication sérothérapique, nous rappelons qu'à la suite de l'injection de sérum de Behring, on a signalé des paralysies ressemblant en tout aux paralysies diphtériques.

Que l'on se rattache à l'une ou à l'autre de ces explications que nous venons de donner, nous nous croyons obligés de signaler le risque d'accidents assez alarmants auxquels on est exposé.

Resteront-ils toujours heureux dans leurs issues?

Notre malade a été reçue à l'hospice (salle Aran) et là nous reprenons les injections avec moins de risques. Depuis le 7 décembre jusqu'au 20 décembre nous lui avons fait encore 5 injections sans observer le moindre accident. L'état général de la malade est bon, celui de son nez est le suivant : mauvaise odeur entièrement disparue; aspect rhino-laryngoscopique pareil à celui du 3 octobre. Quant aux irrigations nasales, elle n'ont été faites que peu régulièrement, la malade n'en éprouvant pas le besoin. La durée du traitement (avec interruption) a été de 57 jours. La dose totale du sérum injecté était 75 gr.

Nous ne voulons pas entrer dans l'étude sur l'étendue et le mode d'action de cette nouvelle thérapie sans avoir parlé d'une série de contrôle, se composant de quatre cas, lesquels nous avons soumis au traitement par des injections de sérum artificiel (Solution de chlorure de sodium, 7 0/00).

Les observations sont les suivantes :

Observation XIII

Alice P..., écolière, 10 ans 1/2. Elle n'a pas d'antécédents qui nous intéressent. Elle a toujours été un enfant morveux qui, dès sa première enfance, sentait mauvais. A l'âge de 7 ans, ozène et croûtes avaient disparu. Depuis quelques mois, elle ne peut plus fréquenter l'école, à cause de l'intensité de l'odeur qui résiste à tout traitement des spécialistes et aux lavages avec le siphon Weber répétés trois fois par jour.

Examen du 4 Septembre : enfant d'aspect strumeux, lèvre et nez gonflés. La fosse nasale très élargie par laquelle on peut voir les détails du cavum. A droite, la muqueuse plutôt hypertrophiée. Sur le plancher et les cornets se trouvent des croûtes verdâtres ; sur la cloison, des plaques vertes. Pharyngite granuleuse.

Les deux amygdales sont hypertrophiées et ont subi, il y a deux ans, une amygdalotomie double. Muco-pus dans le cavum, larynx injecté.

Nous instituons comme traitement le massage vibratoire que nous continuons jusqu'au 11 novembre, sans obtenir des résultats durables. La sécrétion est abondante, l'odeur est encore remarquable le matin.

Le 11 Novembre.— Nous pratiquons la première injection que nous faisons suivre par vingt autres de 20 centimètres cubes de sérum artificiel chacune, espacées en deux jours.

Les injections ne sont suivies d'aucun accident fâcheux. Après des vicissitudes d'amélioration et de rechute, la malade arrive enfin à un état relativement bon, qui ne semble plus changer.

La sécrétion a diminué (la malade ne salit plus tant de mouchoirs) et avec deux irrigations par jour elle arrive à chasser l'odeur. Le 19 décembre, la malade rentre en classe, où elle est gardée.

Observation XIV

Rose N..., écolière 14 ans. Beaucoup de membres de sa famille étaient et sont ozéneux. Excepté une scarlatine, la malade a toujours été bien portante. Elle n'a pas de renseignements à nous donner sur le commencement de sa maladie. Depuis deux ans l'époque ou elle s'est aperçue de sa mauvaise odeur, elle fait des irrigations nasales qui restent sans effet. Elle se plaint d'une sécheresse de la gorge qui la force à racler constamment. Céphalée et anosmie.

Examen. — 9 Septembre. — Cornet inférieur atrophié à gauche, cornet moyen peut-être hypertrophié. Muqueuse mince et donnant au toucher avec le stylet la sensation de l'os nu. Pas de croûtes. A droite même état. Cavum libre au toucher. A la rhinoscopie postérieure nous trouvons du mucopus. Larynx normal.

Le 12 octobre. — Nous commençons les injections de sérum artificiel et nous injectons en 24 piqûres près de 500 centimètres cubes de sérum artificiel.

La diminution de la sécrétion ne peut pas être constatée, mais les phénomènes de la pharyngite sèches ont diminué ainsi que la mauvaise odeur qui ne se fait même plus sentir le matin, avec une seule irrigation par jour. Céphalée, anosmie persistent.

Observation XV

Hélène N..., 13 ans, écolière est la sœur de la précédente. Rougeole dans l'enfance. Typhlite à 10 ans. La maladie actuelle dure depuis un an, mais ne lui occasionne pas d'incommodité à la condition de faire des irrigations nasales régulièrement. Ozène très léger. Pas d'anosmie.

Examen. — 9 Septembre. — Nez strumeux, volumineux couvert de comedons. La configuration des cornets est bien conservée, peu de croûtes dans les fosses nasales. Rhinopharynx et larynx normaux, sans croûtes ni mucopus.

Les injections de sérum artificiel sont commencées le 15 octobre. En 25 piqûres nous avons injecté 500 centimètres cubes de sérum, qui lui permettent de ne faire ses irrigations que tous les 3 jours.

Observation XVI

Léonie L... 14 ans couturière. Les antécédents héréditaires spéciaux sont négatifs. La malade a eu le faux croup à 18 mois, à 20 mois grand traumatisme avec fracture des os propres du nez.

En 1894 elle est atteinte d'une laryngite qui est traitée dans une clinique pendant 18 mois, où on constate également la fédité très prononcée de son haleine.

Les irrigations (Siphon Weber) faites 3 fois par jour restent sans résultats.

Examen. 28 Août. — Malade mal nourrie, avec infiltration bacillaire du poumon. Le nez est un type du nez camard. Les cornets inférieurs disparus, les cornets moyens hypertrophiés touchent la cloison. La muqueuse rouge et tuméfiée. Pas de croûtes mais rhinorhée mucopurulente abondante. Dans le cavum du mucopus pas de croûtes. Hyperthrophie des amygdales, pas de végétations adénoïdes. Les cordes vocales épaissies, légèrement teintées de rouge. Voix rauque.

Les injections de sérum artificiel sont commencées le 3 novembre et continuées jusqu'au 29 décembre. En 16 piqûres ont été injectés 480 centimètres cubes de sérum artificiel. La malade ne se sent pas incommodée de ces piqûres. Son état général est mauvais à cause de la bacillose. L'état du nez n'a été que peu amélioré. — La sécrétion s'est amoindrie, l'odeur n'a pas disparu complètement.

Quels sont les résultats que nous avons obtenus par la sérothérapie. Si nous comprenons par guérison de l'ozène atrophiant, la disparition de la mauvaise odeur, le rétablissement d'une sécrétion normale de la pituitaire, et un arrêt de l'atrophie, nous pouvons dire que la sérothérapie ne nous a donné aucun cas de guérison. Mais nous avons vu des amélioratons très notables consistant dans la disparition de la mauvaise odeur qui a été obtenue dans tous nos cas, après un nombre d'injections relativement petit. Cet effet est d'autant plus remarquable que parmi nos malades il se trouvait des cas où les lavages, même plusieurs fois répétés dans la journée et les différents traitements antiozéneux, n'avaient pas su triompher de l'odeur.

Toutes nos malades guéries de l'ozène (punaisie) continuent les irrigations nasales pour chasser la sécrétion. (à l'exception d'une seule, qui ne les a jamais pratiquées); mais une seule irrigation par jour leur suffit. Car quoique a sécrétion n'ait pas disparu elle a perdu sa tendance à la dessiccation et les malades affirment que les croûtes se détachent mieux. Quant à l'arrêt de l'atrophie enfin, nous ne pouvons pas encore nous former une opinion, le cas le plus longtemps traité ne datant que depuis trois mois et demi. Tout ce que nous pouvons constater dans ce sens est une tuméfaction de la muqueuse qui au lieu de disparaître, s'est encore accentuée pendant le cours du traitement.

La fétidité de la sécrétion est donc le seul symptôme de l'ozène atrophiant contre lequel le sérum antidiphtérique soit d'une action sûre et démontrée. Comment expliquerons nous cette action?

Si nous tenons compte de notre série de contrôle, nous

voyons que les injections sous-cutanées d'eau salée donnent des résultats qui ne diffèrent de ceux obtenus par l'injection de sérum anti diphtérique que par leur intensité, leur sûreté, et leur rapidité d'action. Or c'est aujourd'hui un fait acquis que les injections sous-cutanées d'eau salée, de bouillon, de sérum de sang normal ont une action dans les différentes maladies infectieuses, mais une action qui reste inférieure à celle du sérum spécifique. Si l'on se rappelle de l'explication, que nous avons donnée de la genèse de la fétidité dans l'ozène atrophiant, on peut voir dans l'action presque spécifique du sérum antidiphtérique sur l'ozène, un appui pour l'opinion, que le bacille de Belfanti et della Vedova est une des causes de la mauvaise odeur. Enfin ne pourrait-on voir dans ces différentes injections une action stimulante sur le système nerveux, stimulation dont la maladie ne peut que profiter ? Nous rapellons que v. Ziemssen a obtenu de beaux succès, dans le traitement des anémies pernicieuses par l'injection sous-cutanée de sang défibriné. Quoiqu'il en soit de cette explication de l'action de la sérothérapie et des conceptions pathogéniques, nous avons acquis la conviction, que les injections sous-cutanées de sérum antidiphtérique constituent un puissant moyen de vaincre l'ozène.

CONCLUSIONS

1. — L'ozène atrophiant est une entité morbide.

2. — La présence du « *bacillus mucosus* » Abel dans une sécrétion nasale est un signe constant de l'ozène atrophiant.

3. — Le bacille pseudo-diphtérique de Belfanti-Della Vedova se trouve constamment dans le mucus ozéneux.

4. — Les tissus dans l'ozène atrophiant ne semblent être envahis ni par le « *bacillus mucosus* », ni par le bacille pseudo-diphtérique.

5. — La théorie microbienne n'est pas encore démontrée.

6. — L'ozène atrophiant a tous les caractères d'une tropho-névrose.

7. — Dans les injections sous-cutanées de sérum anti-diphtérique, le médecin a un moyen sûr et rapide de combattre le symptôme ozène, dans l'ozène atrophiant.

INDEX BIBLIOGRAPHIQUE

1. BOSWORTH. — Traité des maladies du nez. New-York, 1889.
2. BRESGEN. — Munch. Med. Wochenschrift, 1894 n° 10.
3. EUG. FRANKEL. — Virchow Archiv, 1882. Baud XC. p., 499.
4. C. FLUGGE. — Les Micro-organismes, 1896.
5. GUILPIN. — Thèse de Paris, 1895.
6. GRUNWALD. — Munch. Med. Woch, 1893, p. 809.
7. GRUNWALD. — Sur les suppurations du nez (Die Lehre von den Naseneitenungen) 1893.
8. P. GARNAULT. — Le massage vibratoire etc, Paris, 1894.
9. M. LERMOYEZ. — Thérapeutique des maladies du nez, 1896.
10. MORELL MACKENZIE. — Traité pratique des maladies du nez etc.
11. RUAULT. — in Traité de médecine. Edition Masson, tome IV.
12. SCHESTAKOV. — Thèse de Genève, 1894.
13. STORK. — in Nothnagel. Spec. Path. Therapie. Tome XIII.
14. ZUCKERKANDL. — Anatomie normale et pathologique des fosses nasales etc.
    Trad. Lichtwitz. Garnault, 1895.

H. JOUVE, imp. de la Faculté de médecine, 15, rue Racine, Paris.

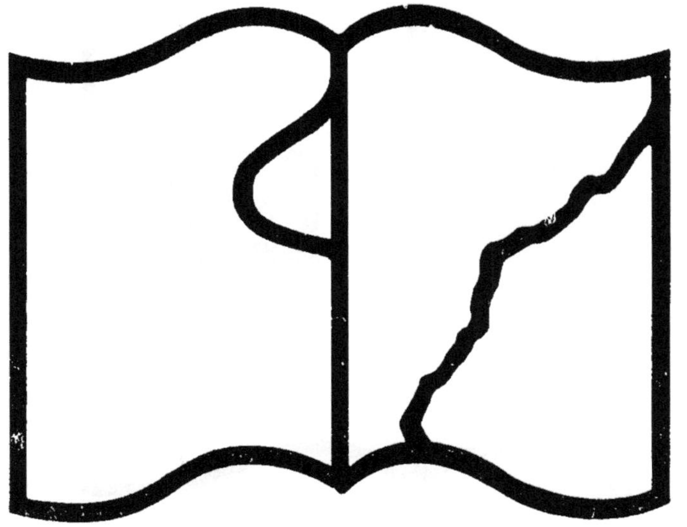

Texte détérioré — reliure défectueuse

NF Z 43-120-11

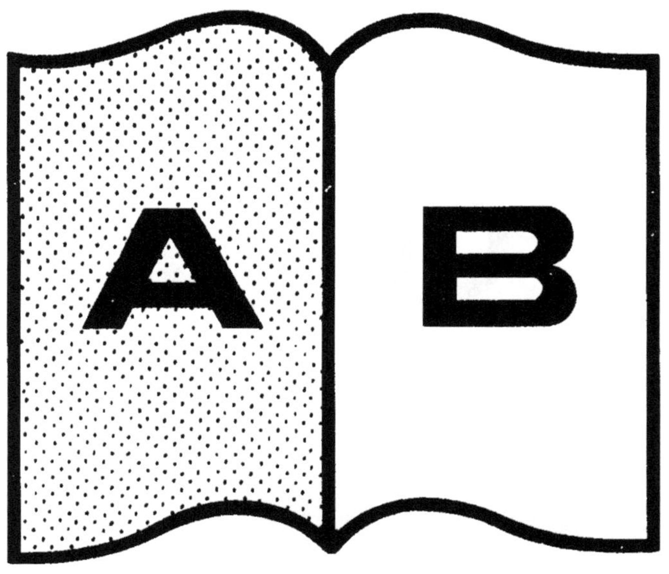
A
B

www.ingramcontent.com/pod-product-compliance
Ingram Content Group UK Ltd.
Pitfield, Milton Keynes, MK11 3LW, UK
UKHW020356230726
13925UKWH00003B/1150